Susanne Döll-Hentschker

Transgenerationalität

Viele Begriffe, die wir aus der Psychoanalyse kennen, blicken auf eine lange Geschichte zurück und waren zum Teil schon vor Freuds Zeit ein Thema. Einige Begriffe haben längst den Weg aus der Fachwelt hinaus in die Umgangssprache gefunden. Alle diese Begriffe stellen heute nicht nur für die Psychoanalyse, sondern auch für andere Therapieschulen zentrale Bezugspunkte dar.

Die Reihe »Analyse der Psyche und Psychotherapie« greift grundlegende Konzepte und Begrifflichkeiten der Psychoanalyse auf und thematisiert deren jeweilige Bedeutung für und ihre Verwendung in der Therapie. Jeder Band vermittelt in knapper und kompetenter Form das Basiswissen zu einem zentralen Gegenstand, indem seine historische Entwicklung nachgezeichnet und er auf dem neuesten Stand der wissenschaftlichen Diskussion erläutert wird.

Alle Autorinnen und Autoren sind ausgewiesene Fachleute auf ihrem Gebiet und können aus ihren langjährigen Erfahrungen in Klinik, Forschung und Lehre schöpfen. Die Reihe richtet sich in erster Linie an Psychotherapeutinnen und -therapeuten aller Schulen, aber auch an Studierende in Universität und Therapieausbildung.

Unter anderem sind bereits erschienen:

Band 10 Hans-Dieter König: Affekte. 2014.
Band 11 Bernhard Strauß: Bindung. 2014.
Band 12 Ludwig Janus: Geburt. 2015.
Band 13 Jürgen Grieser: Triangulierung. 2015.
Band 14 Bernd Nissen: Hypochondrie. 2015.
Band 15 Roland Voigtel: Sucht. 2015.
Band 16 Joachim Küchenhoff: Depression. 2017.
Band 17 Diana Pflichthofer: Trennungen. 2017.
Band 18 Gianluca Crepaldi: Containing. 2018.
Band 19 Thomas Auchter: Trauer. 2019.
Band 20 Mathias Hirsch: Schuldgefühl. 2020.
Band 21 Wolfgang Wöller: Dissoziation. 2020.
Band 22 Timo Storck, Felix Brauner: Körpergefühl. 2021.
Band 23 Petra Holler: Borderline. 2023.
Band 24 Werner Köpp, Tabea A. Tillinger: Essstörungen. 2023.
Band 25 Inge Seiffge-Krenke: Neid. 2024.
Band 26 Kai Rugenstein: Übertragung. 2024.
Band 27 Holger Kirsch, Josef Brockmann: Mentalisieren. 2024.

Band 28 **Analyse der Psyche und Psychotherapie**

Susanne Döll-Hentschker

Transgenerationalität

Psychosozial-Verlag

Bibliografische Information der Deutschen Nationalbibliothek
Die Deutsche Nationalbibliothek verzeichnet diese Publikation
in der Deutschen Nationalbibliografie; detaillierte bibliografische Daten
sind im Internet über http://dnb.d-nb.de abrufbar.

Originalausgabe

Gesetzlich vertreten durch die persönlich haftende Gesellschaft Wirth GmbH,
Geschäftsführer: Johann Wirth
Walltorstr. 10, 35390 Gießen, Deutschland
06 41-96 99 78 0
info@psychosozial-verlag.de
www.psychosozial-verlag.de

Umschlaggestaltung und Innenlayout nach Entwürfen
von Hanspeter Ludwig, Wetzlar
Druck und Bindung: Plump Druck & Medien GmbH
Rolandsecker Weg 33, 53619 Rheinbreitbach, Deutschland
Printed in Germany

ISBN 978-3-8379-3202-7 (Print)
ISBN 978-3-8379-6288-8 (E-Book-PDF)
ISSN 2943-6222 (Print)
ISSN 2943-6230 (Online)

Inhalt

Einleitung[1]

In der Psychoanalyse ist das Thema der Transgenerationalität eng verwoben mit dem wachsenden Verständnis von Traumafolgen, insbesondere den Folgen der Extremtraumatisierungen durch den Holocaust. Mit den besonderen Problemen in der Behandlung und dem Verstehen der Symptome und des Leidens der Überlebenden, mit denen sich Psychoanalytiker in ihren Praxen in verschiedenen Ländern im Laufe der Jahrzehnte konfrontiert sahen, entstand auch eine intensive Auseinandersetzung mit der Frage der inter- und transgenerationalen Weitergabe traumatischer Erfahrungen, wenn sie mit Holocaust-Überlebenden, Kindern der Überlebenden, den »Child Survivor« (die Überlebenden, die bei der Befreiung nicht älter als 16 bis maximal 21 Jahre alt waren) und schließlich auch Kindern von Überlebenden der dritten und mittlerweile auch der vierten Generation psychoanalytisch arbeiteten.

»Transgenerationalität« bezeichnet allgemein die Weitergabe über Generationen hinweg. Der hier enthaltene Generationenbegriff ist an die Familie gebunden. Er beinhaltet sowohl positive als auch negative Einstellungen, Vorstellungen, Haltungen und Werte. Eltern haben in der Regel das Anliegen, ihren Kindern möglichst viele positive Erfahrungen und Einstellungen zu vermitteln und weiterzugeben. Diese Haltung ist weitgehend bewusst. Gleichzeitig ist festzustellen, dass es auch eine Weitergabe von einer Generation an die nächste gibt, die unbewusst stattfindet und nicht selten zu psychischen Belastungen der nachfolgenden Generation führt. Es sind vor allem die unbewussten Weitergaben, mit denen sich die Psychoanalyse beschäftigt.

---

1 Ich verwende, wo immer möglich, geschlechtsneutrale Formulierungen. Wo dies nicht möglich ist, greife ich aus Gründen der besseren Lesbarkeit auf das generische Maskulinum zurück. Natürlich sind damit immer alle Geschlechter gemeint und eingeschlossen.

Eine systematische Unterscheidung zwischen inter- und transgenerationaler Weitergabe wird im psychoanalytischen Diskurs nicht vorgenommen. Die Bedeutung der beiden Begriffe überschneidet sich. »Intergenerationell« bezieht sich auf die Weitergabe zwischen zwei Generationen, »transgenerational« beinhaltet auch Weitergaben über mehrere Generationen hinweg und wird als der etabliertere Begriff häufig auch dann verwendet, wenn es um intergenerationelle Weitergabe geht.

Wesentlich für das Verständnis der transgenerationalen Weitergabe waren und sind die Überlebenden des Holocaust und ihre Kinder. »Der Begriff ›Holocaust‹ ist […] wegen seiner Bedeutung im griechischen Ursprung – Brandopfer – und seiner religiösen Dimension durchaus problematisch. Der Begriff ›Shoah‹ ist der jüdischen Perspektive eigen, er stammt aus dem Hebräischen und bedeutet Katastrophe« (Bernstein, 2023, S. 69). Um nicht, wie von Julia Bernstein kritisch benannt, die Kluft zwischen Nachkommen von Tätern oder Mitläufern und Nachkommen von Opfern durch Verwendung des Begriffs »Shoah« zuzuschütten, verwende ich – wie auch in den meisten psychoanalytischen Texten üblich – den Begriff »Holocaust«.

Als die Psychiater in den 1950er- und 1960er-Jahren vor allem im Rahmen von Begutachtungen auf Überlebende des Holocaust mit ihren vielfältigen Symptomen trafen, gab es sowohl gesellschaftlich als auch in der Medizin und Psychologie noch wenig Wissen über die Folgen von Extremtraumatisierungen. Zudem mobilisierte die Konfrontation mit den erlebten Schrecken und Grausamkeiten der Holocaust-Überlebenden Verleugnung und andere Abwehrprozesse. Erst nach und nach wuchs ein Verständnis für die vielfältigen Traumafolgen.

In den Klassifikationssystemen existierte zu dieser Zeit keine traumabezogene Diagnose. Durch die zunehmenden psychischen Folgen bei Kriegsveteranen in den USA und die Anstrengungen engagierter Psychiater kam es schließlich 1980 zur Aufnahme der Diagnose der Posttraumatischen Belastungsstörung (PTBS) in das *Diagnostic and Statistical Manual der American Psychiatric Association* (DSM III-R; vgl. Bohleber, 2020). Von Beginn an gab es starke Kritik an der zu engen Definition, die insbesondere die Folgen von Extremtraumatisierungen nicht angemessen aufzeige. In das DSM-5 wurde schließlich die komplexe Posttraumatische Belastungsstörung aufgenommen, ebenso in die 11. Fassung der *International Classification of Diseases (ICD-11),* herausgegeben von der Weltgesundheitsorganisation (WHO). Das gesellschaftliche Wissen über die Bedeutung von Traumatisierungen und ihren psychischen Folgen ist – auch wenn es mittlerweile breit rezipiert wird – historisch noch sehr jung. Dasselbe gilt für das Wissen um die transgenerationale Weitergabe.

Es geht in diesem Band um verschiedene, durchweg belastende, teilweise sehr belastende Themen. Ich lasse in den verschiedenen Abschnitten möglichst auch die Betroffenen selbst zu Wort kommen oder beziehe Beispiele aus der praktischen Arbeit ein. Es geht psychotherapeutisch bei allem theoretischen Wissen vor allem darum, sich auf die jeweilige individuelle Geschichte einzulassen, zuzuhören mit allen Sinnen und der Bereitschaft, dem Leid nachzuspüren, auch dem, wofür noch keine Worte gefunden werden können.

Im ersten Kapitel gehe ich auf die Entwicklung der Traumatheorie mit Bezug auf die Kriegsneurosen ein, deren (Nicht-)Verständnis sich beim Umgang mit den psychischen Folgen des Holocaust lange Zeit reproduzierte. Ohne ein Traumaverständnis ist auch die transgenerationale Weitergabe des Traumas nicht verständlich. Sich zumindest in etwa ein Bild der Extremtraumatisierungen durch den Holocaust zu machen, ist daher die Grundlage, um die Mechanismen einer möglichen Weitergabe des Traumas zu verstehen.

Das Thema der transgenerationalen Weitergabe kam wesentlich durch die zweite Generation der Holocaust-Überlebenden in das psychiatrische und psychoanalytische Bewusstsein und ist mittlerweile weit in die Gesellschaft eingesickert. Die zahlreichen Studien, Behandlungsberichte sowie Zeitzeugendokumente bilden die Basis der heutigen Kenntnisse über die psychischen Folgen von (Extrem-)Traumata und deren transgenerationaler Weitergabe, die mittlerweile auch auf andere Bereiche übertragen werden, beispielsweise auf das Überleben von genozidalem Terror und Gewalt wie in Ruanda oder Bosnien sowie traumatische Fluchterfahrungen und deren Auswirkungen auf die Nachkommen. Deshalb beginnt die Darstellung zur transgenerationalen Weitergabe mit den psychischen Belastungen der zweiten Generation der Holocaust-Überlebenden.

Die klinischen Beschreibungen und die Ergebnisse epidemiologischer Studien liegen dabei scheinbar im Widerspruch. Klinische Gruppen der zweiten Generation zeigen jedoch einige typische Problembereiche, die eng mit der Erfahrung des Holocaust verbunden sind, den diese Generation *nicht* selbst erlebt hat. Auch in der dritten und vierten Generation finden sich noch Belastungen und eine erhöhte Stressanfälligkeit. Die Vielzahl der Studien, Fallberichte und Metaanalysen zu den Überlebenden des Holocaust und ihren Nachkommen sind von allgemeiner Bedeutung und bilden eine der umfangreichsten und wichtigsten Grundlagen des Wissens zu den Prozessen der transgenerationalen Weitergabe.

Im Anschluss wende ich mich der Frage zu, welche Bedeutung transgenerationale Weitergaben in der Tätergesellschaft und in Täter- bzw. Mitläuferfamilien haben. Diese haben – auch wenn es oberflächliche Parallelen gibt – nicht nur einen anderen Inhalt, sondern auch grundlegend andere Funktionen. Ein Resümee schließt an, in dem ich die wichtigsten Aspekte zusammenfasse und auf kritische Punkte eingehe, die den Diskurs zur transgenerationalen Weitergabe begleiten.

War es lange Zeit eines der Klischees über die Psychoanalyse, diese führe alles auf die Kindheit zurück, ist mittlerweile durch zahlreiche Studien belegt, dass Belastungen in der frühen und mittleren Kindheit ebenso wie in der Adoleszenz für die Betroffenen lebenslange Folgen haben können. Je massiver, je früher und je länger andauernd, desto wahrscheinlicher sind auch massive Folgen für die Betroffenen. Die Erfahrungen der Kindheit sind nicht alles, aber sie sind das Fundament, auf dem alles Weitere aufbaut. Je instabiler und unvollständiger das Fundament, desto größere Schwierigkeiten sind in allen Lebensbereichen zu erwarten. Dies ist eine der wichtigen Erkenntnisse aus diesen Studien: Folgen sind nicht nur Entwicklungseinschränkungen im emotionalen und kognitiven Bereich, sondern auch eine erhöhte Anfälligkeit für eine Vielzahl von (chronischen) Erkrankungen, eine höhere Wahrscheinlichkeit für eine geringere Schulbildung, eine schlechtere Ausbildung und damit verbunden ein geringeres Einkommen. Kinder, die frühen (traumatischen) Belastungen ausgesetzt waren, haben einen schwierigeren Start ins Leben und viele leiden ihr Leben lang unter den Folgen.

In der klinischen Praxis haben wir es regelmäßig mit (erwachsenen) Kindern psychisch belasteter oder beeinträchtigter Eltern zu tun. Besonders deutlich wird dies bei Familien, in denen es um Gewalt, Vernachlässigung oder Missbrauch geht. Diese Eltern sind in vielen Fällen ebenfalls mit Gewalt, Vernachlässigung und Missbrauch groß geworden und geben diese Erfahrungen teils bewusst, teils unbewusst an ihre Kinder weiter. In den letzten Jahrzehnten hat sich eine zunehmende Forschungsaktivität zur frühen Mutter-Kind-Beziehung, zur Bedeutung des Vaters und der für eine gute Entwicklung notwendigen Voraussetzungen entfaltet. Damit konnten auch einige Mechanismen, über die vermutlich eine transgenerationale Weitergabe stattfindet, identifiziert werden. Hier ergänzen sich Erfahrungen aus der klinischen Praxis zunehmend mit Ergebnissen aus Längsschnittstudien. Im zweiten Teil stelle ich deshalb die für die transgenerationale Weitergabe wichtigsten Ergebnisse ausgewählter Längsschnittstudien sowie die bisher als die wichtigsten Mechanismen der teilweise bewussten, überwiegend jedoch unbewussten intergenerationellen Weitergabe dar. Dies sind die frühen affektiven Austausch- und Regulierungsprozesse mit den wichtigen Bezugspersonen, die gegenseitigen Identifikationen zwischen Eltern und Kindern sowie unbewusste Rollenzuweisungen, Delegationen an die Kinder und deren Parentifizierung.

Die transgenerationale Weitergabe ist nicht auf negative Auswirkungen beschränkt, auch wenn diese umfangreicher untersucht sind. Resilienzen und individuelle Fähigkeiten enthalten ebenfalls transgenerationale Anteile. Letztlich handelt es sich um eine erneute Veränderung des Blicks: Standen lange Zeit vor allem die Individuen mit ihrer Psychopathologie im Fokus, wurde in der Psychoanalyse mit der Erweiterung durch die Objektbeziehungstheorie und dem damit verbundenen erweiterten Verständnis der psychoanalytischen Beziehung eine Zwei-Personen-Psychologie selbstverständlich. Mit der transgenerationalen Weitergabe erweitert sich der Blick auf eine Mehrgenerationenperspektive. Dieses Buch schließt daher mit einem Kapitel zu theoretischen Fragen, insbesondere dazu, wie zentrale psychoanalytische Konzepte unter Einbezug der Transgenerationalität einzuordnen sind und welche Bedeutung dem Verständnis von Transgenerationalität im Verhältnis zur Generativität zukommt.

Man hätte ein Buch zum Thema Transgenerationalität auch anders konzipieren können. In Anbetracht der deutschen Geschichte konnte ich dieses Thema nur in dieser Weise darstellen. Geschrieben habe ich das Buch überwiegend im Sommer und Frühherbst 2023, also vor dem Terrorangriff der Hamas auf Israel. Der seitdem massiv angestiegene Antisemitismus ist nicht nur zutiefst beunruhigend, er macht auch deutlich, wie dringlich die Aufarbeitung der Vergangenheit ist. Dies ist nach meinem Verständnis eine der wichtigsten Bedeutungen von Transgenerationalität.

Bedanken möchte ich mich bei Birgit Gaertner, die das Manuskript wiederholt in verschiedenen Stadien gründlich gelesen hat. Ebenso geht mein Dank an Julia Bernstein, Achim Toennes und Heidi Staufenberg, die mir hilfreiche Rückmeldungen zu früheren Fassungen gegeben haben. In dieses Buch fließen natürlich auch vielfältige Erfahrungen sowohl aus der klinischen Praxis wie auch der universitären Lehre ein und haben auf die Gestaltung Einfluss genommen. Mein Dank gilt daher auch zahlreichen Kollegen und Kolleginnen, Studierenden, Patienten und Patientinnen.

Vom Trauma zur transgenerationalen Weitergabe

Bereits die Anfänge der Psychoanalyse sind mit intergenerationellen Themen verbunden, auch wenn dieser Begriff von Sigmund Freud nicht verwendet wurde. In der frühen Traumatheorie, auch als *Verführungstheorie* bezeichnet, ging Freud davon aus, dass der hysterischen Symptombildung ein reales sexuelles Trauma zugrunde lag, eine »Verführung« des Kindes durch einen Erwachsenen, meist den Vater. Freud relativierte diese Annahme, gab aber die Traumatheorie nicht auf – auch wenn dies häufig behauptet wurde. Allerdings trat das reale Trauma gegenüber den Fantasien und inneren Konflikte des Kindes in den Hintergrund. Der Ödipuskomplex wurde zum zentralen Bezugspunkt in der Psychoanalyse.

Das Thema der Weitergabe über die Generationen beschäftigte Freud bei seinem Versuch der Anwendung der psychoanalytischen Erkenntnisse auf die »Völkerpsychologie« in seiner Schrift *Totem und Tabu* (1913). Er behandelt hier die Frage,

> »wieviel man der psychischen Kontinuität innerhalb der Generationsreihen zutrauen kann, und welcher Mittel und Wege sich die eine Generation bedient, um ihre psychischen Zustände auf die nächste zu übertragen. […] Ein Teil der Aufgabe scheint durch die Vererbung psychischer Dispositionen besorgt zu werden, welcher aber doch gewisser Anstöße im individuellen Leben bedürfen, um zur Wirksamkeit zu erwachen. Es mag dies der Sinn des Dichterwortes sein: Was du ererbt von deinen Vätern hast, erwirb es, um es zu besitzen« (Freud, 1913, S. 190).

Freud argumentiert weiter, dass eine restlose Unterdrückung von »seelischen Regungen« nicht möglich und daher auch ein

Verbergen vor der nächsten Generation nicht denkbar sei. Jeder Mensch sei mit seinem Unbewussten in der Lage, die Reaktionen anderer zu deuten und könne die Entstellungen wieder rückgängig machen. Auf diesem Weg des unbewussten Verständnisses könne auch eine Übernahme der »Gefühlserbschaft« stattfinden (ebd., S. 191). Freud benennt zwei der heute als wesentlich erachteten Mechanismen der transgenerationalen Weitergabe: eine genetisch weitergegebene Prädisposition, die einer Aktivierung durch Umwelteinflüsse bedarf (Gen-Umwelt-Interaktion), sowie das kindliche unbewusste Wahrnehmen und Verstehen der unbewussten Botschaften der Eltern. Im psychoanalytischen Diskurs bleiben diese Gedanken lange Zeit randständig. Die inneren Konflikte dominieren den psychoanalytischen Diskurs und es scheint immer wieder schwierig, verschiedene Zugänge miteinander zu verbinden.

Kriegsneurosen

Das Thema des durch äußere Einwirkungen, durch Gewalterfahrungen verursachten Traumas wird durch den Ersten Weltkrieg wieder virulent. Die sogenannten *Kriegsneurosen* konnten nicht mit körperlichen Ursachen erklärt werden. Freud (1919, S. 323) definierte die Kriegsneurose als traumatische Neurose, deren Ursache er in der (Todes-)Angst sah. Die Beschäftigung mit den Kriegsneurosen habe dazu geführt, dass auch Ärzte bereit seien, anzuerkennen, dass es eine psychogene Herkunft von Symptomen geben könne.

Allerdings seien die Kriegsneurosen nach dem Verständnis der Ärzte auch eine Widerlegung der Libidotheorie. Freud sah es als offen an, ob sich nicht bei genauerem Studium der Kriegsneurosen auch tieferliegende libidinöse Anteile zeigen würden. Sándor Ferenczi (1984b) und Karl Abraham (1998) suchten die Verbindung über eine Verletzung des Narzissmus als Mitverursachung der Kriegsneurosen herzustellen. Abraham betont jedoch auch einen Aspekt für die Genese der Kriegsneurose, der »viel zu wenig beachtet wird. Es handelt sich um die aggressiven Leistungen, zu denen der Soldat stündlich bereit sein muß. Neben der Bereitschaft zum *Sterben* wird die Bereitschaft zum *Töten* von ihm gefordert« (ebd., S. 60, H.i.O.). Und Ferenczi (1984a) thematisiert die Angstträume sowie die insgesamt erhöhte Schreckhaftigkeit auf äußere Reize als Selbstheilungsversuche, indem die unerträglichen und unfassbaren Schrecken stückweise zur bewussten Abreagierung gebracht würden und so zu einer Wiederherstellung des gestörten psychischen Gleichgewichts beitragen könnten. In einer gutachterlichen Stellungnahme zur Behandlung von Kriegsneurosen mit »Elektrotherapie« – elektrischen Stromstößen als »Überrumplungsstrategie« – stellte Freud 1920 fest:

> »Es ergab sich also leicht als die nächste Ursache aller Kriegsneurosen die dem Soldaten unbewußte Tendenz, sich den gefahrvollen oder das Gefühl empörenden Anforderungen des Kriegsdienstes zu entziehen. Angst um das eigene Leben, Sträuben gegen den Auftrag andere zu töten, Auflehnung gegen die rücksichtslose Unterdrückung der eigenen Persönlichkeit durch die Vorgesetzten, waren die wichtigsten Affektquellen, aus denen die kriegsflüchtige Tendenz gespeist wurde. Ein Soldat, in dem diese affektiven Motive mächtig und klar bewußt gewesen wären, hätte als Gesunder desertieren oder sich krankstellen müssen. Die Kriegsneurotiker waren aber nur zum kleinsten Teil Simulanten« (Freud, 1972, S. 943).

Die Unterstellung des Simulierens war unter Psychiatern und Medizinern ebenso verbreitet wie die Annahme einer schon vor den Kriegserlebnissen konstitutionell bestehenden Psychopathologie (Seidler et al., 2008, S. 179). Der Krieg als Krankheitsursache wurde geleugnet. Im Unterschied zu den psychiatrischen Kollegen sind Abraham, Ferenzci und Freud dem Leid der betroffenen Soldaten zugewandt und darum bemüht, die Kriegsneurose zu verstehen und den Krieg als Krankheitsursache anzuerkennen. Was die Genese der traumatischen Neurose betrifft, bleibt ihr möglicher Zusammenhang mit Kindheitserfahrungen offen, sodass Freud in einer späten Schrift die Möglichkeit formuliert, dass ihre Genese auch anderer Art sein könnte: »Vielleicht macht die sogenannte traumatische Neurose (durch überstarken Schreck, schwere somatische Erschütterungen wie Eisenbahnzusammenstoss [sic!], Verschüttung u. dgl.) hievon [sic!] eine Ausnahme; ihre Beziehungen zur infantilen Bedingung haben sich bisher der Untersuchung entzogen« (Freud, 1938, S. 111).

Die Kriegsneurosen als traumatische Neurosen, die im Erwachsenenalter entstehen, treten in der Folgezeit in der psychoanalytischen Literatur in den Hintergrund. 1943 greift William R. D. Fairbairn das Thema im Rahmen seiner Objektbeziehungstheorie auf. Für ihn ist eine grundlegende Infragestellung des Stellenwerts der Triebpsychologie dringend erforderlich, da die Libido primär objektorientiert sei. Nicht die Triebbefriedigung sei primäres Ziel der Libido, sondern eine Beziehung zu einem Objekt herzustellen. Das, was verdrängt würde, seien nicht die Triebregungen, die Schuldgefühle hervorriefen, auch nicht Erinnerungen, die mit Unlust verbunden seien, sondern »unerträglich schlechte, internalisierte Objekte« (Fairbairn, 2000, S. 92). Äußere traumatisierende Situationen wie Kriegserleben könnten zu einer Freisetzung der schlechten Objekte führen, was wiederum zu einem psychischen Zusammenbruch führen könne. Die Frage, ab wann ein äußeres Erlebnis traumatisierend wirkt, sieht er in Abhängigkeit von den innerpsychischen Faktoren. Aufgrund der vielfältigen potenziell traumatisierenden Situationen könne auch »das Armeeleben an sich in Kriegszeiten zu einer traumatischen Erfahrung, die fast den Charakter einer traumatischen Situation annimmt« (ebd., S. 108), werden. Die Freisetzung der schlechten Objekte wiederum führe zu einem Zusammenbruch der Autorität des Über-Ichs, und auch die Armee könne keine Über-Ich-Funktion mehr erfüllen. Das Über-Ich sei jedoch wesentlich für die Bindungen des Einzelnen an eine Gruppe. Erfülle die Armee keine Über-Ich-Funktion mehr, werde sie selbst zum schlechten Objekt. In diesem Prozess sieht Fairbairn den Grund für die Hartnäckigkeit der Kriegsneurosen.

Die Frage, welche Rolle innere und äußere Faktoren bei der Entstehung psychischer Krankheiten spielen, begleitet die Psychoanalyse seit der Relativierung der »Verführungstheorie«. Die Schwerpunktsetzungen schwanken historisch, aber auch in Abhängigkeit von der theoretischen Ausrichtung bis heute, ebenso wie die Beantwortung der Frage, ob ein Benennen und Anerkennen der äußeren Realität wesentlich in der psychoanalytischen Behandlungssituation ist (siehe hierzu auch Fischer & Riedesser, 1999; Bohleber, 2000; Hirsch, 2011). Der Umgang mit Kriegsneurosen, das fehlende Verständnis und die Kontroverse, ob äußere Faktoren überhaupt psychische Befindlichkeiten begründen können, finden sich in der Begutachtungspraxis bei Holocaust-Überlebenden weitgehend unverändert wieder.

Überlebende des Holocaust

Die transgenerationale Weitergabe (extrem-)traumatischer Erfahrungen und die Probleme der zweiten Generation der Überlebenden sind nicht zu verstehen, ohne sich wenigstens näherungsweise damit zu beschäftigen, was der Holocaust für die Überlebenden bedeutete.

Bereits vor der Machtergreifung der Nationalsozialisten und vermehrt in den Jahren bis 1940 flüchteten die meisten jüdischen Psychoanalytiker aus Deutschland und später auch aus jenen Ländern, die von den Nationalsozialisten besetzt wurden. Nicht allen gelang rechtzeitig die Flucht. Einige nichtjüdische Psychoanalytiker fügten sich in die neuen Herrschaftsstrukturen und versuchten, eine angepasste Form der Psychoanalyse in Deutschland unter dem Dach des Göring-Instituts weiterzuführen (Brecht et al., 1985; Lockot, 2002). Nach Kriegsende existierte die Psychoanalyse in Deutschland und Österreich kaum noch (siehe hierzu Brainin & Kaminer, 1982; Lohmann & Rosenkötter, 1982). Es waren vor allem israelische und US-amerikanische Psychoanalytiker, die sich als Erste mit den psychischen Folgen des Holocaust befassten, überwiegend im Rahmen von Begutachtungsverfahren. Hier trafen Überlebende der Konzentrationslager – im guten Fall – auf emigrierte Psychoanalytiker, die selbst Überlebende waren, unter der Verfolgung gelitten, Freunde, Kollegen oder Familienangehörige im Holocaust verloren hatten und die wesentlich daran beteiligt waren, die gängige Beurteilungspraxis zu verändern.

Das deutsche Bundesgesetz zur Entschädigung der Opfer nationalsozialistischer Verfolgung, 1953 in Kraft getreten und 1956 novelliert, sollte persönlich erlittenes Unrecht der Überlebenden wiedergutmachen. Die Bezeichnung der Wiedergutmachung löste Empörung und Verbitterung bei vielen Betroffenen aus. »Manche lehnten es ab, ›Blutgeld‹ – wie sie es nannten – anzunehmen, und erklärten, keine Summe, und wäre sie noch so hoch, könnte ihnen ihre Angehörigen zurückgeben und das Unrecht ungeschehen machen, das ihnen zugefügt worden war« (Epstein, 1990, S. 94). Andere, insbesondere diejenigen, die materielle Not litten, versuchten, Schadenersatz zumindest für Gesundheitsschäden geltend zu machen. Erste Arbeiten zu den physischen und psychischen Folgen erschienen ab Ende der 1940er-Jahre, zum Beispiel der 1949 auf englisch erschienene Text von Paul Friedman (1990) zu Aspekten einer »Konzentrationslager-Psychologie«; zu weiteren Veröffentlichungen siehe Ilse Grubrich-Simitis (1979), die eine Übersicht über die damals vorliegende Literatur enthält.

Ein Verständnis traumatischer Erlebnisse und ihrer möglichen psychischen Folgen war in den 1950er- und 1960er-Jahren wenig vorhanden und das wenige Wissen kaum verbreitet. Die Diagnose der Posttraumatischen Belastungsstörung gab es noch nicht. Um seinen gesundheitlichen Entschädigungsanspruch geltend machen zu können, musste ein Antragsformular bei dem zuständigen regionalen Wiedergutmachungsamt eingereicht werden. Das Amt beauftragte ein fachärztliches Gutachten – häufig durch einen ausländischen Gutachter am Wohnort des Antragstellers. Wurde der Antrag abgelehnt, war eine Klageeinreichung bei der Entschädigungskammer eines Landgerichts möglich. Die Entschädigungskammern verfügten über einen eigenen Pool an Gutachtern, die dann ein Obergutachten erstellten (Freyberger & Freyberger, 2007).

Die Überlebenden des Holocaust trafen bei den Begutachtungen auf häufig wenig einfühlsame und über geringe Sachkenntnis verfügende Gutachter, die zu Entscheidungen kamen, die etwa so lauteten: Es handele sich um »eine psychoneurotische Reaktion, die anlagebedingt ist« und »von den Verfolgungsmaßnahmen nicht ausgelöst noch verursacht wurde« (Niederland, 1980, S. 23). Solche pauschalen Zurückweisungen waren bis weit in die 1960er-Jahre nicht selten und nötigten den Überlebenden nicht nur jahrelange Verfahren bezüglich einer möglichen Anerkennung einer Erwerbsminderungsfähigkeit und einer entsprechenden Entschädigung auf, sondern ebenso wiederholte Begutachtungen mit den entsprechenden Belastungen. Dieser Umgang mit den Überlebenden war für Kurt R. Eissler der Grund, seinen Text mit dem Titel *Die Ermordung von wievielen seiner Kinder muss ein Mensch symptomfrei ertragen können, um eine normale Konstitution zu haben?* (1963) zu veröffentlichen, in dem er außerdem feststellte, dass die Überlebenden eigentlich eine Entschädigung erhalten müssten für die Zumutungen und Erniedrigungen im Rahmen des Wiedergutmachungsverfahrens.

Die Diagnosen bei positiven Begutachtungen in dieser Zeit lauteten in Ermangelung einer offiziell anerkannten Traumadiagnose beispielsweise »Erscheinungsbild einer verfolgungsbedingten psychoreaktiven Störung des Affektlebens mit dessen angstneurotischen, subdepressiven und sonstigen Manifestationen« (Niederland, 1980, S. 88). Die Symptome des von William G. Niederland beschriebenen *Überlebenden-Syndroms*, das er bei vielen Hundert von ihm im Rahmen von Begutachtungen untersuchten Verfolgungsopfern gefunden hatte, waren: Auftreten von Ermüdung und leichte Erschöpfbarkeit, Konzentrations- und kognitive Leistungsprobleme, Nervosität, Reizbarkeit und Ruhelosigkeit, Verstimmtheit, emotionale Unausgeglichenheit, Stimmungsschwankungen, Neigung zu Erregung und Jähzorn, Verlust von Antriebskraft und Initiative, Schwindelgefühle, Kopf-, Rücken- und Magenschmerzen, Schlafstörungen, Alpträume, Schwierigkeiten der Alltagsbewältigung und im Umgang mit alltäglichen Belastungssituationen. Diese Symptome wurden als Teil eines umfassenderen Syndroms gesehen, zu dem ein grundlegendes Gefühl des »Anders-als die-anderen-Seins« gehört, anders als diejenigen, die nicht »durch die Hölle von KZ, Ghetto und Arbeitslager oder durch ein oft jahrelanges Leben in Verstecken (Kellern, Viehställen, Dachböden usw.) gegangen sind« (ebd., S. 232). Weiterhin sind die Überlebenden mit einer tiefen Überlebensschuld belastet, in der Niederland die stärkste psychische Belastung der Überlebenden vermutete. Bei Überlebenden der KZ-Haft sah er »nicht selten eine besondere psychische Tiefenspur, die von der *Begegnung mit dem Tod* in dessen furchtbarsten Formen herrührt« (ebd., H. i. O.).

Für die Begutachtungspraxis in Norwegen beschreibt Leo Eitinger (1990) ebenfalls die große Unkenntnis über Traumafolgen und über die meist zeitliche Verzögerung zwischen Traumaerlebnis(sen) und dem Auftreten von Symptomen. Da die Versicherungen in Norwegen einen Zusammenhang mit den Jahre zurückliegenden Traumata zuerst ausschlossen und alle Anträge ablehnten, wurde eine unabhängige, vom Gesundheitsministerium finanzierte Kommission zur Untersuchung der gesundheitlichen Situation der Überlebenden eingesetzt. Die umfangreichen Untersuchungen belegten einen eindeutigen Zusammenhang zwischen Verfolgung und aktuellem Gesundheitszustand:

> »Genaue Korrelationsuntersuchungen erwiesen, daß die gefundenen Krankheiten von allen Faktoren des Lebens vor der Verhaftung völlig unabhängig waren, daß hingegen eine deutliche Korrelation mit Tortur, Kopfschäden, Gewichtsabnahme und mit dem Schweregrad der Haftzeit bestand. Chronische Angstzustände, Alpträume, Schlafstörungen und Depressionen waren die wichtigsten psychischen Symptome. […] Zusammenfassend sei zu diesem Teil unserer Untersuchungen bemerkt, daß der traumatisierende Prozeß während des Konzentrationslageraufenthalts von doppelter Natur war: Einerseits handelte es sich um die hauptsächlich somatischen Traumata, bei denen Kopfschäden, Hunger und Infektionen mit möglichen Encephalitiden die wichtigsten Exponenten waren, und andererseits um die hauptsächlich psychischen Traumata, mit Angst und Depression als den häufigsten unmittelbaren psychopathologischen Reaktionen. Jede dieser Traumatisierungsformen führte scheinbar zu ganz spezifischen Folgen. Die ersten resultierten in einem organischen Psychosyndrom, während die letztgenannten affektive, emotionelle und Angststörungen zur Folge hatten. Das Konzentrationslagersyndrom besteht daher aus beiden Komponenten« (Eitinger, 1990, S. 123f.).

Die Überlebenden sind zudem häufiger krank, ihre Krankheiten dauern länger und führen häufiger zu Krankenhausaufenthalten. »Insgesamt kann [man] von einer *permanenten Minderung der Resistenz* sprechen« (Eitinger, 1992, S. 67, H. i. O.). Hinzu kommen soziale Einschränkungen als weitere Folgen der gesundheitlichen Beeinträchtigungen: häufigere Berufs- und Arbeitsplatzwechsel, häufigere Wechsel des Aufenthaltsortes und eine geringere Belastbarkeit und Ausdauer am Arbeitsplatz, was wiederum bedeutet, dass Tätigkeiten von geringerer Qualifikation und damit auch mit geringerer Bezahlung ausgeübt wurden. Aufgrund dieser Ergebnisse wurde in den norwegischen Entschädigungsverfahren der Kausalitätsbegriff umgekehrt: Jede Krankheit eines Überlebenden war entschädigungspflichtig, solange man nicht beweisen konnte, dass sie nicht kriegs- oder verfolgungsbedingt war (ebd.). Die daraus folgende bessere Anerkennungspraxis führte bei den Betroffenen, die Entschädigungsleistungen erhielten, im Vergleich mit einer Gruppe, die keine Leistungen bekam, nicht nur zu einer verbesserten ökonomischen Situation, sondern auch zu einer Verbesserung des Selbstwertgefühls, der ehelichen Beziehung und der sozialen Kontakte (Eitinger, 1990, S. 131). Die gesellschaftliche Anerkennung des Unrechts ist – so lässt sich schließen – ein wichtiger Faktor, der eine psychosoziale Genesung fördern kann. Es ist daher verständlich, dass es eine eher skeptische bis ablehnende Haltung gegenüber der individuellen psychiatrischen oder psychotherapeutischen Behandlung gab. Nach Angaben von Henry Krystal, Psychiater in Detroit und selbst ein Holocaust-Überlebender, nahmen von den 697 Überlebenden im Gebiet von Detroit, die von der Bundesrepublik eine Pension erhielten und Anspruch auf eine vollbezahlte psychiatrische Betreuung hatten, nur 51 eine Behandlung in Anspruch (Epstein, 1990, S. 97). Das sind nur etwas mehr als 7 Prozent der Berechtigten. Eine solche Skepsis gegenüber psychiatrischen und psychotherapeutischen Behandlungen findet sich auch bei vielen Kindern der Überlebenden.

Unter Psychiatern und auch Psychoanalytikern wurde diskutiert, ob es eine Abhängigkeit des Grades der Traumatisierungsfolgen von der vor dem Holocaust bestehenden Persönlichkeitsstruktur und psychischen Stabilität gäbe. Es zeigte sich jedoch immer deutlicher, dass diese Faktoren bei diesem Ausmaß erlebter Traumatisierungen keine Relevanz hatten. Es waren vor allem die Verschiedenheiten der jeweiligen Traumatisierungserlebnissen, die die Unterschiede der Symptome und ihrer Schwere erklärten.

> »Als ausschlaggebend stellte sich aber allemal ein weitgehend vom Zufall bestimmter Faktor heraus, nämlich wo, wann und in welchem Ausmaß der Einzelne vom Extremtrauma bzw. von der Serie von Extremtraumen getroffen worden war. Wo: in welchem Lager, an welcher Stelle innerhalb des Lagers. Wann: in welchem Ichzustand, vor oder nach dem Armieren des Ichs

> durch adaptive Veränderung der Abwehrorganisation; aber auch in welcher Phase des eigenen Lebenszyklus. In welchem Ausmaß: Dauer der Lagerhaft, Massivität der Todesdrohung, sexueller Mißbrauch, Verlust Nahestehender; wahrscheinlich stellt das Miterleben der Ermordung der eigenen Kinder, die gewaltsame Verkehrung der natürlichen Sterbefolge, die extremste Traumatisierung dar« (Grubrich-Simitis, 1979, S. 1002).

Psychoanalytisches Verstehen bedeutete eine Beschäftigung mit den Auswirkungen dieser Erlebnisse auf die psychische Struktur, auf Ich-Fähigkeiten und Über-Ich sowie eine Einfühlung in die Überlebensstrategien. Was hat es Menschen ermöglicht, solche schrecklichen Erlebnisse, die das Vorstellungsvermögen übersteigen, psychisch zu überleben? Der Begriff des *psychotischen Kosmos* (Grubrich-Simitis, 1979) soll vermutlich dieses vor Auschwitz Unvorstellbare und Undenkbare zu fassen versuchen. Isidor Kaminer (2006, S. 128) spricht von einem »Vernichtungskosmos mit eigenen Gesetzen, deren Bestimmung die Vernichtung von Leben war, und in dem daher das Primat des Todes herrschte« und verneint explizit den psychotischen Kosmos, auch wenn man dort leicht den Verstand und das eigene Selbst habe verlieren können. Die Arbeiten des Hamburger Instituts für Sozialgeschichte des 20. und 21. Jahrhunderts sprechen mit anderen Argumenten ebenso gegen die Annahme eines psychotischen Kosmos (siehe etwa Aly et al., 1987) wie auch Zeitzeugenberichte von Überlebenden, beispielsweise von Filip Müller (2022) über seine Jahre im *Sonderkommando* in den Gaskammern und Krematorien von Auschwitz.

Wiederholt wurde beschrieben, wie sich unter den Bedingungen der KZ-Internierung eine Art Ich-Schale bildete, die automatisiertes Reagieren ermöglichte, ohne ständig von (Todes-)Ängsten überschwemmt zu werden. Ilse Grubrich-Simitis (1979) schlägt hierfür den Begriff des *armierten Ich* vor, eine Art ad hoc entstandenes falsches Selbst, das es ermöglichte, unter diesen Bedingungen am Leben zu bleiben. Isidor Kaminer (2006, S. 131) beschreibt die Notwendigkeit, Gefühle wie Scham, Ekel, Panik und moralische Maßstäbe »abzustumpfen«, um in dieser erbarmungslosen Welt überleben zu können. Dieser Zustand hat unter dem Begriff *psychic numbing* (Gefühlsabstumpfung) Eingang in die psychoanalytische Literatur gefunden. Auch eine in Einzelfällen stattfindende Identifikation mit dem Aggressor kann als Schutz gegen eine narzisstische Entleerung verstanden werden, da jede normale narzisstische Zufuhr, soweit es irgend möglich war, unterbunden wurde. Allerdings wird diese Abwehr nach Ansicht Kaminers in der psychoanalytischen Literatur zu stark betont. Tatsächlich habe sie bei den meisten Überlebenden keine Rolle gespielt, im Gegenteil sei das Erhalten der eigenen Menschlichkeit ein wichtiger Teil des Überlebens gewesen.

> »Ob es sinnvoll ist oder nicht, nach dem Grund zu fragen, warum gerade mein Leben unter tausenden von gleichwertigen diese Prüfung hat bestehen können – ich glaube, daß ich es Lorenzo zu danken habe, wenn ich noch heute unter den Lebenden bin. Nicht so sehr wegen seines materiellen Beistands, sondern weil er mich mit seiner Gegenwart, mit seiner stillen und einfachen Art, gut zu sein, dauernd daran erinnerte, daß noch eine gerechte Welt außerhalb der unsern existiert: Dinge und Menschen, die noch rein sind und intakt, nicht korrumpiert und nicht verroht, fern von Haß und Angst; etwas sehr schwer zu Definierendes, eine entfernte Möglichkeit des Guten, für die es sich immerhin lohnt, sein Leben zu bewahren« (Levi, 2021, S. 117).

Diese »normalen« menschlichen Gesten der Unterstützung und Anerkennung des Anderen bedeuten nach meinem Verständnis das, was mit narzisstischer Zufuhr gemeint ist. Dabei geht es jedoch nicht nur um den Selbstbezug, sondern genauso um das sich gegenseitige Vergewissern, trotz allem noch menschlich sein zu können, und darin enthalten ist die »entfernte Möglichkeit des Guten«. Die Fähigkeit und Möglichkeit, Beziehungen zu einzelnen Menschen zu halten und zu entwickeln, war wesentlich, um den Lebenswillen zu stärken. »Das hatte den Effekt einer Insel der Humanität und menschlichen Verbundenheit im Meer des Hasses und der zunehmenden Verrohung der Objektbeziehungen« (Klein, 2003, S. 99). Ohne irgendeine Geste oder Anerkennung dieser Art drohte die völlige narzisstische Entleerung. Diese beinhaltete die Gefahr, nur noch reaktiv zu existieren und jeden Lebenswillen zu verlieren, was unweigerlich den Tod bedeutete.

Henry Krystal (2000) beschäftigt sich mit etwaigen Resilienzen, die ein Überleben möglich machten. Er findet vor allem die frühe gute Eltern-Kind-Beziehung als die wichtigste Ressource, die ein kindliches Allmachtsgefühl zulässt, das im weiteren Leben als Optimismus wirkt. Manchen gelang es, einen gewissen Optimismus auch in den Lagern zu bewahren, einen Glauben an ihr Überleben und ihre Rückkehr zu normalen Lebensbedingungen. Kaminer (2006, S. 130) spricht mit Bezug auf Béla Grunberger (1988) von einer »antimonadischen[2] Destruktivität, die gezielt die ›Monade‹ zerstört« und sieht in den kleinen Gesten der Menschlichkeit und den Erinnerungen oder auch Träumen an eine umhüllende und fürsorgliche Bemutterung, die die regenerativen Kräfte der Monade als Schutz des narzisstischen Kerns anregen konnte, die wichtigste Kraft gegen den allgegenwärtigen Tod. Darin enthalten sei »ein Funke der menschlichen Würde, des Selbstwerts und der eigenen Identität« (Kaminer, 2006, S. 133). Und er schreibt weiter: »Jene geretteten Funken sollten nach der Befreiung zu Kristallisationskernen der beginnenden psychischen Restitution werden.«

Aufgrund der unvorstellbaren Verluste wird in der Literatur zu Überlebenden auch eine Hemmung bis hin zum Fehlen einer Besetzungsbereitschaft festgestellt. Eine emotionale Hinwendung zu neuen Bezugspersonen, manchmal auch gegenüber den eigenen Kindern, sei deshalb nicht oder nur eingeschränkt möglich. Dies kann im Hinblick auf den Selbstschutz verstanden werden, als Möglichkeit, die inneren Besetzungen der verlorenen Anderen aufrechtzuerhalten, sie als innere Repräsentanzen am Leben zu erhalten. Das habe – so wird angenommen – gleichzeitig einen Trauerprozess verunmöglicht. Ein weiterer häufig genannter Problembereich betrifft den Umgang mit Aggressionen, die einerseits tabuisiert und verdrängt würden, andererseits in einer diffusen Präsenz spürbar seien und sich zum Beispiel in Jähzorn ausdrücken könnten oder an die Kinder delegiert würden.

---

2 Die *Monade* ist bei Grunberger eine »doppelte Einheit« zwischen Mutter und Kind, in der die Mutter ganz darauf eingestellt ist, dem Kind seine narzisstische Welt zu erhalten und gleichzeitig deren teilweise Auflösung vorzubereiten. Es bleibt jedoch im weiteren Leben eine schützende psychische Funktion der Monade erhalten, die den narzisstischen Kern quasi umhüllt.

Dori Laub (2002) beschreibt die umfangreiche Fragmentierung, die das Extremtrauma des Genozids auslöst als eine Fragmentierung der Wahrnehmung und des Gefühls einer kohärenten Lebensgeschichte, eine Fragmentierung der familiären Beziehungen wie zu anderen Menschen insgesamt. Erinnerungen sind teilweise übergenau, sind in allen Details präsent, während andere Erinnerungen unzuverlässig, verschwommen sind und ihr Wahrheitsgehalt von den Betroffenen angezweifelt wird. Das Trauma hat eine »amorphe Präsenz«, die weder räumlich noch zeitlich begrenzt wird. Ohne Anfang, Mitte und Ende durchzieht es die Erinnerung mehrerer Generationen (ebd., S. 64).

Die Behandlung eines solchen Traumas sieht Dori Laub insbesondere in der Arbeit an der Aufhebung dieser Fragmentierung. Er entwickelt dazu ein erweitertes Verständnis von *Zeugenschaft*, in das die Zuhörenden einbezogen sind: Der Prozess der Zeugenschaft ist eine Möglichkeit, bei der ein Gegenüber, das der Erzählung des Traumas zuhört, eine Re-Externalisierung oder Historisierung ermöglicht. Durch das Erzählen in Anwesenheit eines zugewandten Zuhörers, der sich nicht abschottet gegen das Grauen und den Schmerz, kann Zeugnis abgelegt werden (Laub, 2000). Die Videoaufzeichnung dieser Zeugenschaft hat sich für viele Überlebende als wichtige Entlastung erwiesen. Überlebende, die ihre Geschichte nicht erzählen können, werden Opfer von Erinnerungen, die immer monströser werden. Je länger die Geschichte unerzählt bleibe, desto verzerrter werde die Wahrnehmung der Geschichte und desto mehr griffen die Zweifel an der eigenen Wahrnehmung auf die gegenwärtige Realität über (vgl. Felman & Laub, 1992; Laub & Hamburger, 2017).

Nach der Befreiung und der ersten Versorgung durch die Alliierten, die durchaus mehrere Monate oder in den Displaced-Persons-Lagern auch teilweise mehrere Jahre dauern konnte, war der Leidensweg der Überlebenden nicht beendet. Das von Niederland festgestellte Gefühl des Andersseins wurde durch die Erfahrungen nach dem Krieg verstärkt. Die KZ-Überlebenden kehrten an Orte zurück, an denen von ihrer Familie, ihren Freunden und Bekannten die meisten, wenn nicht gar alle nicht überlebt hatten, es sei denn, ihnen war die Flucht oder zuvor schon eine frühe Emigration gelungen. In den Häusern und Wohnungen der Überlebenden lebten nun andere, Nichtjuden, teils die ehemaligen Nachbarn oder Angestellten. Eigentum, das manche vor der Deportation an (vermeintliche) Freunde zur Aufbewahrung übergeben hatten, war von diesen angeeignet worden. Mit anderen Worten: Die Überlebenden kehrten in der überwiegenden Mehrzahl in ein Nichts zurück, sozial, wirtschaftlich und gesellschaftlich, während die Täter und Mitläufer ihr Leben weitgehend unbehelligt weiterführen konnten. Ein Überlebender beschreibt seine Situation nach der Befreiung:

> »Mit dem Moment, wo ich ein freier Mensch war, mit der großen, ganz großen Hoffnung, dass noch irgendjemand kommen wird, der zu mir gehört, und keiner war mehr da – eine gähnende Leere … es ist so schwer in Worte zu kleiden … zu stehen und alles herunterfallen zu sehen: ›Du bist alleine auf dieser Welt‹ … (das war) so, als ob ein Fahrstuhl vom 5. Stock abrutscht … (da) ist etwas in mir zerbrochen« (Kaminer, 2006, S. 134, Klammern und Auslassungspunkte i. O.).

Die schnelle Hinwendung zum Leben und zu neuen Familiengründungen wird in der psychoanalytischen Literatur häufig als manische Abwehr von Verlusten und Trauer bezeichnet (etwa Grubrich-Simitis, 1979). Dem widerspricht Kaminer:

> »Die Überlebenden waren sich nur allzu schmerzhaft des Verlustes bewusst. Sie mussten diesen nicht verleugnen oder manisch abwehren. Sie mussten einen Weg finden, ihn auszuhalten und nicht daran zu zerbrechen. Dies gelang ihnen, indem sie Bindungen zu ihresgleichen eingingen und so ein Beziehungsnetz knüpften, das sie vor dem Absturz in den Abgrund bewahrte« (Kaminer, 2006, S. 135).

Dieser mögliche Absturz in den Abgrund, in eine unaushaltbare Einsamkeit begleitet das Leben der Überlebenden. Tragischerweise sind es oft gerade glückliche Momente, die Erinnerungen an die Zeit vor dem Holocaust wachrufen können und damit an eine Welt, die nicht mehr existiert. Schweigen und Leere sind Symbole für diese verlorene Welt und die unendliche Trauer, die damit verbunden ist.

Mit zunehmendem Alter können – ausgelöst durch zunehmende Einschränkungen, gesundheitliche Belastungen und steigende Abhängigkeiten von anderen – Gefühle von Ohnmacht ausgelöst werden. Diese machen Angst, lassen Erniedrigungen befürchten und können Erinnerungen an die Zeiten des Ausgeliefertseins während des Holocaust wachrufen (Durst, 2010). Insbesondere durch Krankheiten und Krankenhausaufenthalte kann die Zeit der Verfolgung oder im Konzentrationslager so massiv wiederkehren, dass die Betroffenen in einen Gefühlszustand geraten, der die Vergangenheit in die Gegenwart holt. Sie frieren wegen der Kälte im KZ, erleben Todesängste, sind gefangen in Ängsten und Anspannung. Ein wohlwollendes und haltendes soziales Umfeld ist dabei wesentlich, um die Sicherheit, nicht allein zu sein, vermitteln zu können.[3]

In der Metaanalyse von Efrat Barel et al. (2010) werden die vorliegenden widersprüchlichen Ergebnisse verschiedener Studien zu Langzeitfolgen bei Holocaust-Überlebenden vorgestellt und untersucht. Abgesehen von posttraumatischen Stresssymptomen und in geringerem Ausmaß psychopathologischen Symptomen und psychischem Wohlbefinden waren die Unterschiede zwischen Überlebenden und den Vergleichsgruppen gering und nicht signifikant. Auch wenn einzelne Studien Hinweise darauf geben, dass viele Überlebende Resilienz oder gar posttraumatisches Wachstum zeigen, zeigt die Metaanalyse, dass Überlebende auch fünfzig Jahre nach dem Holocaust im Durchschnitt größere Probleme bei der allgemeinen Anpassung *(general adjustment)* haben als die Vergleichsgruppe, wobei keine Unterschiede bezogen auf körperliche Gesundheit, stressbezogene Physiologie *(stress-related physiology)* und kognitive Funktionen gefunden wurden. Die Unterschiede in der allgemeinen Anpassung erklären sich vermutlich durch die stärkere Ausprägung posttraumatischer Stresssymptome, die jedoch nicht notwendigerweise eine klinische Diagnose begründen.

Vergleiche zwischen verschiedenen Ländern zeigen, dass das psychische Wohlbefinden der Überlebenden in Israel höher war als in anderen Ländern. Dies wird zum einen mit der anderen

3 Siehe hierzu den Vortrag von Isidor Kaminer: Haus am Dom (2015, 12. Juni). *Shoa-Überlebende – Ihr letzter Weg* [Video]. YouTube. www.youtube.com/watch?v=4tmQFnm9sUw

Gedenkkultur in Israel und zum anderen mit dem nicht vorhandenen alltäglichen Antisemitismus erklärt. Eine weitere Studie von Abraham Sagi-Schwartz et al. (2013) kommt zu dem unerwarteten Ergebnis, dass Holocaust-Überlebende in Israel im Vergleich mit einer Kontrollgruppe, die bereits vor der Judenverfolgung nach Israel eingewandert war, eine um durchschnittlich 6,5 Monate höhere Lebenswartung hatten. Bei genauerer Sichtung der Daten zeigte sich, dass es im Wesentlichen die zu Beginn des Holocaust zwischen 10 und 20 Jahre alten männlichen Heranwachsenden waren, deren Lebenserwartung bis zu 18 Monaten länger war, während es bei den Frauen keine Unterschiede zur Vergleichsgruppe gab, die höhere Lebenserwartung gegenüber Männern aber über alle Altersgruppen hinweg bestehen blieb (Sagi-Schwartz, 2022). Diese Daten widersprechen den in anderen Studien gefundenen kürzeren Lebenserwartungen nach schweren und vor allem frühen Traumata.

Die Bedingungen während der Verfolgung, in den Konzentrations- und Vernichtungslagern waren sehr unterschiedlich und entsprechend unterschiedlich und vielfältig ist das Ausmaß der äußeren Traumafaktoren in ihrer Gewaltsamkeit. Die Beschreibungen verschiedener psychischer Krankheitsbilder, unterschiedliche Ergebnisse klinischer und epidemiologischer Forschung sowie Unterschiede in der Einschätzung der Behandelbarkeit von Überlebenden haben vermutlich darin ihren Grund. Das gesellschaftlich integrierte Leben, das viele Überlebende führen und das immer wieder beschrieben wird, ist Ausdruck ihres Lebenswillens und von Resilienzen und posttraumatischem Wachstum, kann aber dennoch die Abwehr gegen das Unaussprechliche beinhalten und damit eine doppelte Funktion erfüllen. Zurückhaltung ist jedoch bei einer Einordnung als Pathologie geboten. Es ist vor allem eine Reaktion auf das Erlebte, das nur bedingt erzählt werden kann. Andreas Hamburger (2017) spricht vom *genozidalen Trauma*, das vor allem ein soziales Trauma sei. Dieser Begriff erlaubt es, die Auswirkungen des Traumas auf die Gruppe zu bedenken, und bindet die gesellschaftlichen Prozesse mit ein.

Die erste Generation der Überlebenden war und ist eine heterogene Gruppe sowohl was die Altersspanne, die Herkunftsländer, die sozialen Schichten, den beruflichen Hintergrund, das Selbstverständnis und das jeweilige Ausmaß der traumatischen

Erlebnisse betrifft. Zwar ist die Verwendung des Generationenbegriffs nachvollziehbar und mit dem Er- und Überleben des Holocaust begründet. Die Heterogenität dieser Generationen der Überlebenden erhöht sich jedoch mit jeder folgenden Generation, ebenso die Komplexität dessen, was jeweils weitergegeben wird. Die überlebenden Kinder *(Child Survivor)* werden zur ersten Generation gezählt. In den psychoanalytischen Praxen und Fallbeschreibungen tauchten sie jedoch etwa in demselben Zeitraum auf wie die zweite Generation der erwachsenen Überlebenden. Die extremen Traumaerfahrungen der überlebenden Kinder unterscheiden sich in der Erlebnisqualität und in den Folgen von denen der Erwachsenen, weshalb es sinnvoll ist, sie als eigene Gruppe zu betrachten.

Child Survivors – überlebende Kinder

Kinder haben keine eigene Stimme, um auf sich aufmerksam zu machen, und können daher gesellschaftlich leicht übersehen werden. Dies gilt auch für die überlebenden Kinder des Holocaust. Erst in den 1970er-Jahren begann die Beschäftigung mit dieser Gruppe von Überlebenden, wenn man von Anna Freuds und Sophie Danns Bericht (1987) über die sechs Waisenkinder absieht, die gemeinsam im Kinderheim in Bulldog Bank in England eintrafen und eine eng aufeinander bezogene Gruppe bildeten. Eines der wichtigsten Werke zu den überlebenden Kindern ist die umfassende, 1979 erschienene Untersuchung von Hans Keilson (2005) zum Schicksal der jüdischen Kriegswaisen in den Niederlanden. Im Rahmen dieser Untersuchung wurden die Akten aus der Nachkriegszeit ausgewertet und Interviews mit den mittlerweile Erwachsenen geführt. Keilson identifizierte drei traumatische Sequenzen, die kumulativ traumatisierend wirken können, wofür er den Begriff der *sequentiellen Traumatisierung* etablierte:

1. die feindliche Besetzung der Niederlande mit beginnender Verfolgung, sozialer Ausgrenzung und Alltagsschikanen,
2. die direkte Verfolgung, das Verstecken in Kriegspflegefamilien, Aufenthalt in Konzentrationslagern,
3. die Nachkriegsperiode.

Ein wichtiges Ereignis zu Beginn der zweiten Sequenz, die alle untersuchten Kinder betraf, war die Trennung von der Mutter. Dieser Einschnitt wurde der Einteilung in sechs Altersgruppen zugrunde gelegt. Eine altersspezifische Traumatisierung konnte aufgezeigt werden: In den jüngeren Altersgruppen herrschten traumabedingte Persönlichkeitsveränderungen vor, Kontaktschwierigkeiten und eine grundlegende Verunsicherung. In der präpubertären Altersgruppe überwogen angstneurotische Entwicklungen und bei den Adoleszenten die chronisch-reaktiven Depressionen.

> »Da wir die Diagnose ›chronisch-reaktive Depression‹ nicht nur unter dem Aspekt der Stimmungslage, sondern auch aus ihrer Abwehrfunktion heraus definiert haben – Abwehr gegenüber Erinnerungen und Situationen, die in der Phantasie neu belebt werden könnten –, gewinnt diese Verschiebung an Plausibilität. Mit der dritten Altersgruppe, von vier bis sechs Jahren, begann offenbar eine gegenüber den beiden ersten – Säuglings- und Kleinkindalter – neue Form der Traumatisierung, die bei unserer Population mit den Erinnerungen an die Eltern, das Elternhaus und dem Bewußtsein des ihnen von den Eltern verliehenen Namens zusammenhing« (Keilson, 1992, S. 78).

Die Auswirkungen der Trennung von der Mutter waren bei diesen Kriegswaisen um so massiver, je jünger die Kinder zum Zeitpunkt der Trennung waren, was mit John Bowlbys (2021) Erkenntnissen zur Bindungsentwicklung im ersten Lebensjahr und den dramatischen Folgen einer Unterbrechung oder einem Abbruch dieser frühen Bindung übereinstimmte. Bei einer kleinen Gruppe der Child Survivor fanden Abraham Sagi-Schwartz et al. (2003a) im *Adult Attachment Interview* (AAI) das Fehlen jeglicher Trauer über den frühen Verlust der Eltern und schlugen eine Unterkategorie für die Gruppe der ungelösten Trauer vor. In derselben Stichprobe von 48 überlebenden Kindern, die mit einer Kontrollgruppe verglichen wurden, fanden sich außerdem zwei Fälle, die keiner der existierenden Bindungsmuster zugeordnet werden konnten. Es handelte sich vielmehr um das Fehlen einer Bindungsrepräsentation (Koren-Karie et al., 2003, S. 382). Diese beiden Fälle von überlebenden Kindern zeigen, dass auch eine bereits etablierte Bindung zu den Eltern durch eine gewaltsame Trennung im Kleinkindalter (bei beiden im fünften Lebensjahr) ohne anschließende Möglichkeit einer erneuten Bindung – sei sie sicher oder unsicher – dazu führen kann, dass die bestehenden Bindungsrepräsentanzen zerstört werden und im späteren Leben keine nahen Bindungen mehr eingegangen werden können.

Die dritte traumatische Sequenz, die Nachkriegszeit, erwies sich in Keilsons Untersuchung als besonders bedeutsam für die spätere Entwicklung und die soziale Etablierung, die in der Nachuntersuchung erfasst wurde. Die Bedeutung der dritten Sequenz lag vor allem in der Qualität des »Pflegemilieus«, das heißt in der Fähigkeit, die verschiedenen Phasen der Traumatisierung in ihrer Bedeutung für das Kind zu erfassen, durch die Verhinderung weiterer Traumatisierungen sowie durch eigene Hilfeangebote und die Inanspruchnahme professioneller Hilfe- und Beratungsangeboten die bisher erlebten Traumatisierungen in ihren Folgen zu mildern.

Die 1981 gegründete Organisation *The International Study of Organized Persecution of Children* erforschte die Auswirkungen der Nazi-Verfolgung auf Kinder mittels retrospektiver Interviews. In verschiedenen Ländern wurden insgesamt etwa 1.500 Interviews mit Child Survivors durchgeführt. Als erste Phase der Verfolgung nennen Judith S. und Milton Kestenberg (1992) den Verlust des Zugehörigkeitsgefühls der Kinder durch die soziale Ausgrenzung und das Entstehen diffuser Schuldgefühle als zentrale Belastungen. Die anschließenden Verfolgungen und Deprivationen durch Hunger, fehlende Hygienemöglichkeiten, Ungeziefer und Ratten, Krankheit, räumliche Enge, Kälte und Schlafmangel, meist verbunden mit der Trennung von der Familie, stellen für Judith S. Kestenberg (1991, S. 205), »einen Angriff auf den Kern des kindlichen Selbst dar und führten zur Apathie und dem Wunsch nach einem friedlichen Tod«. Entkräftung und ständige Schmerzen sowie die Angst vor den Schmerzen greifen den Lebenswillen an, führen zu einer Entleerung des lebensnotwendigen Narzissmus. Der Lebenswille konnte durch kleine positive körperliche Erlebnisse wie eine warme Dusche wieder geweckt werden oder auch durch den Wunsch, anderen zu helfen, durch Erinnerung an die Eltern, durch körperliche Aktivität (Flucht, Arbeit, Bewegung überhaupt) sowie durch Tagträume. Das Bedürfnis nach »Frieden«, das den Tod bedeutete, trat dahinter zurück.

Die Lebensbedingungen im Lager wie auch in Verstecken bedeuteten eine massive Einschränkung der Bewegungsfreiheit und die Aufhebung eines persönlichen Raums. Die Möglichkeiten einer normalen Entwicklung, die eng mit der motorischen Entwicklung und der des Körper-Ichs verbunden ist, gab es unter diesen Bedingungen nicht. »Manchmal dauerte es 6 Monate oder länger, bevor diese bewegungslos gewordenen Kinder wieder gehen konnte. Die Anfälligkeit für Hemmung und Depression als einfaches Absinken der vitalen Kräfte blieb ihnen für den Rest ihres Lebens« (Kestenberg, 1991, S. 188). Gleichzeitig war bei vielen Kindern eine forcierte Ich-Entwicklung zu beobachten. Sie mussten frühzeitig erwachsen werden, sich nicht selten allein durchschlagen und wurden für die Erwachsenen Ernährer und Tröster, wodurch sie »eine ungewöhnliche Ich-Stärke« (ebd., S. 189) entwickelten. Einige Kinder, meist Jungen, schlossen sich zum Überleben einem »Kapo« an; häufig sexuell missbraucht, waren sie mit ihren Beschützern identifiziert und verhielten sich gegenüber anderen Kindern genauso grausam und den Erwachsenen gegenüber genauso verächtlich wie die Nazi-Verfolger. Laut Kestenberg ging diese Über-Ich-Regression zurück, sobald sich Erwachsene (Verwandte, Adoptiveltern, in Heimen oder anderen Einrichtungen) der Kinder annahmen, die ein anderes Modell für sie darstellten.

Nach der Befreiung waren die überlebenden Kinder zusätzlich zu der für die erwachsenen Überlebenden beschriebenen Situation damit konfrontiert, dass sie häufig keine Bindungspersonen mehr hatten. Wenn sie ihre Eltern wiederfanden, erkannten sie diese kaum noch oder gar nicht. Kleine Kinder hatten Bindungen an die Pflegepersonen entwickelt und erlebten die Eltern als fremd. Die Waisen hatten keinen Ort mehr, wurden oft nacheinander in verschiedene Pflegestellen vermittelt, bis sie langfristig ankamen. Selten hatten sie Gelegenheit, ihre Geschichte zu erzählen, weil sie niemand danach fragte oder ihnen zuhörte. Selten bekamen sie die Hilfe, die sie gebraucht hätten. Kestenberg (1993) kommt aufgrund der vielfältigen Folgen, von denen in den Interviews berichtet wurde, zu dem Schluss, dass

> »[…] wir von keiner von unserer Typologie anerkannten Diagnose sprechen können. Was wir herausfinden, kann man nur als jenseits einer Diagnose bezeichnen. Man kann auch nicht von einem Syndrom sprechen. Vielmehr sind wir der Ansicht, daß es sich um einen Überlebenskomplex handelt […], den wir alle haben, der aber bei Menschen, die lange mit dem Tod konfrontiert waren, besonders deutlich hervortritt […]. In diesem Sinne sind alle diese Überlebenden normal, weil man von einem normalen Menschen erwarten muß, daß er bizarre Lebenssituationen auf eine ihm gemäße Weise bewältigt. Es handelt sich dabei um Heilungsversuche, die in manchen Fällen sehr erfolgreich sind, während sie in anderen auf dem Wege zur Gesundung scheitern und deshalb unsere Hilfe brauchen […]« (Kestenberg, 1993, S. 733).

Im Verlauf des Lebens kann es zu einem Symptomwandel von anfangs vor allem vegetativen Störungen hin zu Phasen einer stärker psychischen Symptomatik kommen, die mit steigendem Alter zunehmen können (Lempp, 1992). Kritische Lebensereignisse, wie die Geburt eines eigenen Kindes, können dazu führen, dass die traumatischen Erinnerungen in die Gegenwart eindringen (Kaplan, 2000). In einer Studie von Motti Cohen et al. (2001) zeigen die zum Zeitpunkt der Studie zwischen 52 und 67 Jahre alten Child Survivors signifikant höhere posttraumatische Stresssymptome als die Vergleichsgruppe sowohl bei Intrusion als auch bei Vermeidung, bleiben aber unter den Werten einer akuten klinischen Traumagruppe. Die Ergebnisse bestätigen die schon früher gefundene erhöhte Stress-Vulnerabilität der überlebenden Kinder, unabhängig davon, dass sie im alltäglichen Leben durchaus erfolgreich und etabliert sind. Die subjektive Wichtigkeit von Erfolg unterscheidet sich nicht zwischen den befragten Gruppen, allerdings ist die Leistungsmotivation der Child Survivor stärker durch Angst vor Fehlern bestimmt. Unerwartet war das Ergebnis, dass Child Survivors stärker als die Kontrollgruppe an Gerechtigkeit in der Welt glauben, dass Menschen durch ihre Handlungen die Welt kontrollieren können, dass es Glück gibt und die Welt ein guter Ort ist. Möglicherweise, so die Autoren, sei dieser Glaube an eine gute Welt eine Kompensation der fehlenden grundlegenden Sicherheit in der Kindheit.

Yoella Har-Shefis, israelische Rechtsanwältin und Journalistin, beschreibt die Situation der überlebenden Kinder. 1935 in Warschau geboren, wurde sie als Sechsjährige aus dem Ghetto geschmuggelt. Ihre Tante brachte sie in ein katholisches Waisenhaus, wo sie sich nicht als Jüdin zu erkennen geben durfte. Sie überlebte den Holocaust, ihre Eltern wurden in Treblinka ermordet. Ihre Tante, die aus einem Konzentrationslager hatte fliehen können, nahm sie 1946 mit nach Palästina. Sie stellt fest (zit. nach Grünberg & Markert, 2016, S. 426):

> »Und wir? Wir Kinder … Glauben Sie, wir sind nur einmal gestorben, als uns unsere Kindheit genommen wurde? Wir sind zweimal gestorben. Die Befreiung war ein zweiter Tod für uns. Wir hatten nie wirklich gelernt, wie wir während der Schoa existieren können, aber sechs Jahre sind immerhin eine lange Zeit. Wir haben gelernt, uns unsichtbar zu machen. Wir haben gelernt, gleichzeitig da zu sein und nicht da zu sein. Letzten Endes haben wir das alles gelernt. Und als wir während der Schoa endlich die Kunst des Überlebens gemeistert hatten, da wurden wir schon wieder in eine Existenz geworfen, die wir nicht kannten. Wir wussten doch gar nicht, wie wir uns im normalen Leben zurechtfinden sollten. Wir wussten nicht, wie wir jemandem direkt in die Augen sehen konnten. Wir wussten nicht, wie man sich als normales menschliches Wesen verhält. Und da war niemand – kein Vater, keine Mutter –, der es uns hätte beibringen können. Konnten wir einfach unsere Kindheit fortsetzen? Nein, denn im Alter von fünf, zehn, elf, zwölf Jahren waren wir bereits alte Leute.«

Die meisten überlebenden Kinder haben keine Erinnerung an eine Zeit der Unbeschwertheit und Leichtigkeit, die eine Kindheit ausmachen sollte. Sie sind im Kampf ums Überleben, mit vielen Trennungen und Verlusten und dem allgegenwärtigen Tod aufgewachsen. Die Welt um sie herum war nicht verstehbar, sondern unberechenbar, überwiegend feindselig, psychisch und physisch vernichtend. Bei allen Möglichkeiten der posttraumatischen Bewältigung bleibt etwas von diesem Lebensgefühl der Kindheit, die keine war, immer abrufbar. In diesem Sinne bleibt der Holocaust immer auch schmerzliche Gegenwart. Trauer um das Verlorene, das Nichtgewesene ermöglicht eine Linderung des Schmerzes und erleichtert die Integration in die eigene Lebensgeschichte. Die traurige und schreckliche Realität bleibt aber dennoch immer Realität und begleitet das Leben.

Transgenerationale Weitergabe von (extremen) Traumata

Im folgenden Abschnitt werden die derzeitigen Kenntnisse aus Zeugenberichten, klinischen Behandlungen und Studien sowie aus epidemiologischen Forschungen zu den Nachkommen der Überlebenden des Holocaust dargestellt. Die Kenntnisse, die zur transgenerationalen Weitergabe über mehrere Generationen auch in Bezug zu anderen Traumata vorliegen, beruhen wesentlich auf diesen Forschungen.

Der Holocaust in der zweiten Generation

Mehrere der Überlebenden, die in William G. Niederlands Buch (1980) zu Wort kommen, beschreiben, wie sehr die Schrecken der Vergangenheit ihr aktuelles Leben bestimmen und insbesondere im Umgang mit ihren Kindern zu einem Verhalten führen, das scham- und schuldhaft erlebt wird und doch nicht verändert werden kann.

> Fallbeispiel:
>
> Frau J. war beim Einsetzen der Verfolgung in Polen 16 Jahre alt und hatte bei der Befreiung gerade das Alter von 22 Jahren erreicht. Sie hatte unter anderem mitansehen müssen, wie ihre Eltern und ihre zwei Geschwister bei einer »Judenrazzia« auf der Straße erschossen wurden. Sie musste mit anderen Überlebenden die Leichen der Ermordeten einsammeln, eine Szene, die sie noch immer verfolgt und sehr genau von ihr erinnert wird. Sie hat durch den Nationalsozialismus nicht nur ihre engere Familie verloren, sondern sie ist die einzige Überlebende eines Familienkreises von mehr als 60 Perso-

nen. Die in den USA lebende Frau J. berichtet von großen Ängsten vor Feuerwerk wie beispielsweise im Rahmen der Festlichkeiten am 4. Juli (Nationalfeiertag). Sie weiß rational um die Harmlosigkeit der Feuerwerksgeräusche, fürchtet sich dennoch so sehr vor ihnen, dass sie sich an diesem Tag verkriecht und Fenster und Türen verschließt.

»Dem entspricht ihre glaubhafte Schilderung, daß sie ihre Kinder zu Hause nicht laut sprechen läßt und vor Angst zu zittern und schluchzen beginnt, wenn ihre Kinder – heute 19 und 15 Jahre alt – sich gelegentlich beim Heimkommen verspäten. Sie wird dann ganz erregt und verstört, schreit die Kinder an, schlägt auf sie ein und ist tief beschämt, daß sie sich nicht beherrschen kann und bittet dann ihre Kinder verschämt um Verzeihung. Sie fürchtet sich vor Polizisten und uniformierten Menschen auf der Straße, erschrickt bei jedem stärkeren Laut draußen und bleibt am liebsten bei sich zu Hause« (Niederland, 1980, S. 55).

Ein zweites Fallbeispiel:

Frau B., 1931 in der Tschechoslowakei geboren, wurde im April 1944 mit ihrer Familie ins KZ Auschwitz deportiert, überlebte dort als einzige der Familie und wurde im Oktober 1944 zur Zwangsarbeit in einen Munitionsbetrieb verbracht. Ende März 1945 wurden alle dort eingesetzten Zwangsarbeiter auf einen der auch als Todesmärsche bezeichneten mehrtägigen Fußmärsche geschickt, den die meisten nicht überlebten. Die Überlebenden wurden in einen Viehwaggon verladen und kamen wiederum nach Tagen im KZ Theresienstadt an. Bei der Befreiung in Theresienstadt am 08. Mai 1945 wog Frau B. noch 33,5 kg. Auch sie berichtet gegenüber dem Gutachter,

»sie mache sich fürchterliche Ängste um ihre Kinder, daß ihnen etwas Schlimmes widerfahren sei oder ihnen Böses zustoßen würde, beispielsweise ein Unfall, oder Unglück oder sonstwie zerstörende Ereignisse und gefahrbringende Geschehnisse. Sie fühle sich durch solche Ängste dauernd unter Druck und Spannung gehalten und obwohl sie deren Irrationalität erkenne und sie sich der Unbegründetheit

> ihrer Sorgen gewahr sei, könne sie sich trotzdem nicht von ihnen freimachen […]. Diese Ängste seien im Gegenteil in den letzten Jahren – mit dem Heranwachsen ihrer beiden Kinder – noch stärker geworden […]« (ebd., S.80).

Niederland stellt in seiner Einleitung fest, es sei mit hoher Wahrscheinlichkeit zu erwarten, dass die psychischen Folgen sich »weiter in der Eltern-Kind-Beziehung auswirken werden« (ebd., S. 17). Bei zahlreichen Kindern der ehemals Verfolgten zeige sich bereits eine erhöhte Stressanfälligkeit und sie empfänden die Welt – ähnlich wie ihre Eltern – als gefährlich und bedrohlich. Helen Epstein (1990, S. 102) stellt dazu fest: »Kein Psychiater untersuchte, wie Holocaust-Überlebende als Eltern waren; über die Gruppendynamik in Überlebenden-Familien war überhaupt nur wenig bekannt. Die Kinder schienen einer psychotherapeutischen Behandlung ebenso ablehnend gegenüberzustehen wie ihre Eltern.«

Viele Eltern schwiegen über das, was sie erlebt hatten. Ein zentrales Motiv des Schweigens war der Schutz der Kinder. Wie sollte ein Kind noch Lebensmut und Lebensfreude empfinden können, wenn es mit der Welt von Auschwitz und den vielfältigen Schikanen und Grausamkeiten der Judenverfolgung groß würde? Wenn die Eltern sprachen, war es für die Kinder wiederum kaum aushaltbar, zuzuhören. So berichtet Eli über seine Reaktionen auf Erzählungen der Mutter:

> »Es fällt mir sehr schwer, mir ihre Schilderungen genau in Erinnerung zu rufen. Selbst wenn mein Leben davon abhinge, könnte ich euch keine davon erzählen und mir dabei sicher sein, daß ich die Einzelheiten richtig wiedergebe. […] Es hat mich sehr geschmerzt, das anzuhören. Solch schreckliche Dinge hatte Mutter durchgemacht, und welcher Mensch steht einem näher als die eigene Mutter! […] Ich habe jedesmal gespürt, wie in mir die Tränen hochstiegen, und habe mich gezwungen, sie zurückzuhalten. Ich habe mir die Augen gewischt, damit sie nichts sah. Nur selten habe ich eine Frage gestellt, mich aber verpflichtet gefühlt, ihr zuzuhören. Ich wollte es hören, und ich wollte es doch wieder nicht hören« (Epstein, 1990, S. 24f.).

Das Gefühl des Nicht-Aushaltbaren und die Erinnerungsprobleme der Kinder sind laut Helen Epstein (1990) ein allgemeines Phänomen, das ihr bei den zahlreichen Gesprächen, die sie mit Kindern von Überlebenden führte, immer wieder begegnete. Keiner der Nachkommen, mit denen sie sprach, konnte sich beispielsweise an »die Nummern, die Zahlenfolgen oder auch nur daran erinnern, an welchem Arm ihre Eltern das Brandmal trugen« (ebd., S. 25). Viele Kinder von Überlebenden heiraten Menschen, die wie sie selbst Nachkommen von Überlebenden sind. Es geht um geteilte Erfahrungs- und Erlebenswelten der Kinder von Überlebenden, die nur eingeschränkt sprachlich zu vermitteln sind und das Leben doch grundlegend definieren. Epstein beschreibt dieses Erleben: »… je länger Eli sprach, desto mehr verschmolz sein Bericht mit den Schilderungen, die jeder von uns zu Hause gehört hatte – so sehr, daß die Gefühle, die er beschrieb, zu unseren eigenen wurden« (ebd., S. 22).

Der psychoanalytische Diskurs zur transgenerationalen Weitergabe der Traumatisierungen gerät immer wieder in Gefahr, diese Weitergabe mit Metaphern des Unheimlichen zu mystifizieren oder die zweite Generation zu pathologisieren, indem von Einzelfällen oder Gruppen aus der psychoanalytischen Praxis auf die Gesamtgruppe geschlossen wird. Nicht nur viele Überlebende, sondern auch viele Kinder von Überlebenden lehnen es ab, psychotherapeutische Behandlungen in Anspruch zu nehmen, weil sie sich pathologisiert fühlen.

> »[…] es bringt mich auf, wenn Leute etwas Sensationelles daraus machen wollen, wenn behauptet wird, die Überlebenden oder ihre Kinder seien gestört. Ich finde ganz und gar nicht, daß ich gestört bin. Ich glaube auch nicht, daß meine Schwester gestört ist.
>
> Die Psychologen nehmen fünf Leute, die in ein bestimmtes Schema passen, und dann stellen sie eine Theorie auf. Ich finde es verkehrt, verallgemeinern zu wollen. Es ist falsch. In solchen Studien finde ich niemanden wieder, den ich kenne, und ich kenne gar nicht so wenige Überlebende« (unter dem Pseudonym Aviva in: Epstein, 1990, S. 106).

Ilse Grubrich-Simitis (1979) datiert die zunehmende Beschäftigung von Psychoanalytikern mit der zweiten Generation der

Überlebenden auf die Jahre 1976 und 1977. Ab dieser Zeit habe sich eine ausgedehnte Forschungstätigkeit in den USA, in Israel und Kanada entwickelt, Symposien wurden abgehalten, Umfragen durchgeführt und Falldarstellungen veröffentlicht. Harvey A. und Carol B. Barocas (1979) schildern ihre Erfahrungen im Beratungsservice der Stadt New York, wo 1968 die ersten Kinder von Überlebenden eine Behandlung suchten. Seitdem habe es Gespräche mit Dutzenden von Nachkommen gegeben. Die Kinder der Überlebenden zeigten Symptome, die man erwarten würde, wenn sie den Holocaust selbst erlebt hätten: beschädigte Beziehungen, ein geringes Selbstwertgefühl, eine narzisstische Vulnerabilität, ein negatives Selbstbild, eine Einengung der Persönlichkeit, Einschränkungen in der Affektivität, einbrechende Bilder vom Leiden der Eltern vermischt mit Assoziationen von eigener Verletzlichkeit, nächtlichem Erwachen aus Alpträumen von der Nazi-Verfolgung.

Barocas und Barocas beschreiben die durch das Extremtrauma eingeschränkten elterlichen Fähigkeiten. Die Kinder, meist die Erstgeborenen, erhielten Namen von ermordeten Familienangehörigen und gerieten in die Rolle eines Ersatzkindes, mit dem sich Fantasien der Wiedervereinigung mit den verlorenen Angehörigen verbänden, die zudem idealisiert würden. Die Kinder gerieten damit in die Rolle, ihre Eltern psychisch zu stabilisieren, was zu einer symbiotischen Identifikation führe. Aufgrund der eingeschränkten affektiven Verfügbarkeit der Eltern fehle den Kindern die notwendige emotionale Resonanz. Unbewusste wie ausgesprochene Erwartungen der Eltern bezögen sich auf den Zusammenhalt der Familie, auf die Erfüllung elterlicher Wünsche und auf die Hoffnung einer Stabilisierung der elterlichen Identität. Ablösungs- und Separationsprozesse der Kinder würden von den Eltern als (lebens-)bedrohlich erlebt. Aggressionen würden unterdrückt oder an die Kinder delegiert. Eine Therapie werde von Eltern und Kindern oft ebenfalls als bedrohlich erlebt und könne dazu führen, dass unterdrückte Erinnerungen bei den Eltern durchbrechen und dass Familienkonflikte eskalieren. In diesen Fällen empfehlen die Autoren gemeinsame Familiengespräche und separate Gespräche mit den Eltern, um zu deeskalieren und die Widerstände gegen die Behandlung zu mildern.

Als hilfreich haben sich für Kinder von Überlebenden Selbsthilfegruppen erwiesen, die an zahlreichen Orten entstanden und die eine Stärkung der Selbstwirksamkeit und Vitalität ermöglichen und einen Raum für Trauer bieten. So beschreibt Elli I. Kaminer-Zamberk (2020) aus einer gruppenanalytischen Selbsterfahrung folgende Themen, mit denen alle Gruppenmitglieder beschäftigt waren:

- ➢ ein Gefühl der Heimatlosigkeit und Entwurzelung verbunden mit Fragen nach der eigenen Identität machen es schwer bis unmöglich zur Ruhe zu kommen;
- ➢ Trennung und Abschied werden von den Eltern als Katastrophe und drohende Vernichtung erlebt und sind deshalb mit großen Schuldgefühlen verbunden;
- ➢ Konflikte werden in den Familien vermieden, die Kinder fühlen sich verpflichtet, die Eltern zu schonen und zu beschützen;
- ➢ das eigene Leben der Kinder hat keinen wirklichen Platz in der Familie.

Helen Epstein (1990) beginnt ihr Buch über die Kinder des Holocaust mit der Beschreibung einer ungreifbaren Belastung, die Anlass für sie war, sich im Gespräch mit anderen Kindern von Überlebenden ihrer Familiengeschichte zu nähern: Sie spürte einen tief in ihr »vergrabenen Kasten«, der schwer zu fassende Dinge enthielt, bedrohlich und gestaltlos, bedrohlicher als jedes Gespenst, das wenigstens eine Gestalt hätte. Sowohl ihr Vater als auch ihre Mutter zeigten deutliche Symptome posttraumatischen Stresses, der Vater vor allem Jähzorn und latent bereitliegende Wut, die Mutter depressiven Rückzug ins Badezimmer, in dem sie sich nach den häufigen Streits mit dem Vater stundenlang einschloss. Nach einer solchen Eskalation vergewisserte sich das Kind Helen zuerst bei der Mutter, dass so weit alles in Ordnung sei, übernahm dann die Verantwortung für den kleinen Bruder und die Küche.

> »Ich zog meinen Bruder aus dem Einbauschrank im Flur und sagte ihm, er sollte sich zum Schlafengehen bereit machen. Dann ging ich in die Küche und räumte den Tisch ab. Ordnung schaffen – damit gaukelte ich mir vor, dass alles in Ordnung sei. Diese Taktik benutzte ich auch oft, um Schmerz ab-

zuwehren. Ich konnte unmöglich Vater anschreien, so wie er uns anbrüllte; es kam nicht in Frage, daß ich Mutter Vorwürfe machte. Was blieb mir anderes übrig, als nach alledem, was sie durchgemacht hatten, ein glückliches, gesundes, braves Mädchen zu sein?« (Epstein, 1990, S. 58).

In der psychoanalytischen Literatur wurden aufgrund von Behandlungserfahrungen verschiedene Konzepte entwickelt, um die transgenerationale Weitergabe theoretisch und klinisch zu begreifen. Gemeinsam ist den Konzepten, dass sie sich mit den Wegen und Besonderheiten der gegenseitigen Identifizierungen zwischen Eltern und Kindern beschäftigen. Haydée Faimberg (1987) verwendet den Begriff des *Teleskoping*, um das Ineinanderrücken und die Identifizierungen mehrerer Generationen zu beschreiben, und verdeutlicht dies an einem Fallbeispiel.

Fallbeispiel:

Mario war 30 Jahre alt und wirkte wie ein Heranwachsender. Er studierte Mathematik, hatte aber Denkschwierigkeiten und lebte sehr isoliert. Er hatte keine Freunde und keine Liebesbeziehung und wirkte irgendwie kindlich und verwahrlost. Sein Verhalten schwankte zwischen Distanz und Geringschätzung sowie Zustände einer diffusen katastrophischen Angst. Seine Eltern, polnische Juden, waren vor seiner Geburt und vor dem zweiten Weltkrieg ausgewandert. Er hatte einen fünf Jahre jüngeren Bruder und eine sieben Jahre jüngere Schwester. In der Behandlung ist der Patient lange Zeit in sich zurückgezogen. Die Analytikerin hat nicht das Gefühl, ihn mit ihren verschiedenen Interventionen irgendwie emotional erreichen zu können. Nach einer langen Zeit der Leere in der Behandlung und in der Übertragung, taucht durch eine kleine Erzählung eine Frage in der Analytikerin auf. Diese Frage führt zu einer Geschichte aus dem Leben des jüdischen Vaters des Patienten. Nach seiner Auswanderung aus Polen hatte er seiner Familie immer Geld geschickt, bis eine Sendung nicht mehr abgeholt wurde. Der Vater hatte nie versucht, in Erfahrung zu bringen, was passiert war. Es ist davon auszugehen, dass

> seine Familie von den Deutschen ermordet wurde. Weder der Patient noch die Analytikerin besaßen vorher Anhaltspunkte, die es ihnen ermöglicht hätten, die Vergangenheit des Patienten auf diese Geschichte hin zu befragen.

Die Ursache der Gleichzeitigkeit von innerer Leere und einem Zuviel durch ein Objekt, das immer anwesend sei, sieht Faimberg in einer narzisstischen Identifizierung der Eltern mit dem Kind, die zwei Elemente miteinander vereinigt: Aneignung und Ausstoßung. So identifizierten sich die Eltern mit dem, was dem Kind gehöre, mit der positiven Identität des Kindes. Gleichzeitig schieben sie das, was sie zurückweisen, dem Kind zu und definierten damit seine negative Identität. Es bleibe für das Kind kein Raum für seine eigene Entwicklung. Es werde zum Träger von Geschichten, die nicht zu ihm und seinem Leben gehören. Mit der Bewusstwerdung der Geschichte(n) könne eine Historisierung und ein Prozess der Entidentifizierung beginnen. Schlüsselerlebnisse, in denen Unsinniges einen Sinn bekomme, ergeben sich nach Faimberg aus der Ungewissheit und dem Aushalten des Nicht-Wissens in der Übertragung. Nur aus dieser Dynamik heraus könne sich schließlich eine Frage entwickeln, die zur Enthüllung der geheimen Geschichte führen könne. Nur dann gehöre der erworbene Sinn wirklich zum Patienten und sei keine Erklärung für das, »was der Psychoanalytiker außerhalb des Übertragungsgeschehens konstruiert« (ebd., S. 119) hat. Durch die Identifizierungen seien die Kinder in die Geschichte der Eltern verstrickt, lebten innerlich in der Zeit der Eltern und Großeltern. Psychisch seien die Generationen vergleichbar einem Teleskop ineinandergeschoben.

Dori Laub (1998) spricht vom *leeren Kreis* als einem Symbol für das Fehlen von Repräsentanzen, einem Bruch im Selbst, »gelöschter« Erinnerung und einem Gefühl der Leere, die er als die zentralen Folgen eines extremen Traumas ansieht. Der leere Kreis entstehe durch den Zusammenbruch der schützenden inneren Dyade und die Unmöglichkeit, über das traumatisch Erlebte als Erinnerung und Wissen zu verfügen. Diese Wunden ohne Erinnerung würden von den Kindern als Vermächtnis übernommen und überschatteten deren Entwicklung. In solchen Fällen müsse der Analytiker von Theorien über Entwicklungskonflikte absehen und sich der untrennbaren identifikatorischen Verbindung mit dem elterlichen Trauma zuwenden. Die aktuelle Entwicklungstheorie sei in Bezug auf das Verständnis der Kräfte, die auf Gedächtnis und Erinnerung, das Fantasieleben und die Übertragungsgefühle der Kinder von Überlebenden einwirken, ungenügend. So lebe Faimbergs Patient Mario nach Laubs Meinung weniger in einer Abwehrstruktur, die unbewusst ein Anhalten der Zeit bedeute, um die Familie des Vaters am Leben zu erhalten. Mario erlebe vielmehr die Sinnlosigkeit der Versuche seines Vaters, seine Eltern am Leben zu erhalten, die dieser unbewusst loswerden musste und projektiv in seinem Sohn unterbrachte.

Ein in der Behandlung von Kindern der zweiten Generation wiederkehrendes Phänomen beschreibt Judith Kestenberg (1989): Kinder leben Aspekte der Geschichte ihrer Eltern in Körpersymptomen, Träumen oder agieren etwas davon in ihrem Alltag aus. Dieses Phänomen bezeichnet sie als *Transposition*. Die Transposition bewirke, dass die Kinder gleichzeitig in zwei Zeiten leben, in ihrer eigenen Gegenwart und in der Vergangenheit der Eltern. Sie gehe über eine Identifikation hinaus, diene der Verewigung bedeutender historischer Ereignisse im Laufe der Generationen. An der Transposition seien alle psychischen Strukturen beteiligt, sie sei eine organisierende Struktur, die aus dem Überlebenskomplex von Generationen stamme. Diesen Überlebenskomplex, den sie bereits im Zusammenhang mit den Child Survivors benannt hatte, sieht Kestenberg (ebd., S. 171) als eine grundlegende und allgemeingültige Struktur, die nur unter extremem Stress oder unter Todesgefahr aktiviert werde und »drastische Überlebensmechanismen« beinhalte, die auch nach Beendigung der Gefahr noch bestehen könnten. In der Arbeit mit Kindern von Überlebenden sei es wichtig, immer beide Ebenen zu bedenken: die individuelle Lebensgeschichte der Kinder und die Familiengeschichte mit der Bedeutung des Holocaust für die Eltern-Kind-Beziehung. Gehe man nur auf die individuelle Entwicklungsgeschichte ein, bleibe die Behandlung unvollständig.

Ilany Kogan (2008) beschäftigt sich mit einer spezifischen Durchlässigkeit der Grenzen zwischen den Überlebenden und ihren Kindern bezogen auf die Verwischung zeitlicher Grenzen zwischen Vergangenheit und Gegenwart, zwischen Selbst und Objekt und zwischen Fantasie und Realität. Diese Durchlässigkeit führe zu einer *primitiven Identifikation*, verstanden als eine globale Identifizierung des Kindes mit dem als beschädigt erlebten Elternteil. Die Besonderheit der Traumaweitergabe bestehe zum einen in der projizierenden Identifikation mit den Gefühlen von Trauer und Aggression, die der Elternteil nicht ertragen könne und daher mittels der durchlässigen Membran an das Kind weitergebe. Weiterhin führe die emotionale Unzugänglichkeit des Elternteils zu einer Art Einheit mit diesem, um ihn emotional zu versorgen, was für das Kind gleichzeitig bedeute, an der eigenen Unterversorgung festzuhalten. Und schließlich suche der Elternteil als Ersatz für seine verlorenen (und oft auch idealisierten) Objekte eine symbiotische Beziehung zu seinem Kind, um damit den eigenen beschädigten Narzissmus zu reparieren. Für das Kind bedeute dies, die eigene Individualität zu leugnen oder aufzugeben. Es werde zu einem Ersatzkind, einem abwesenden Selbst.

Ein weiteres Konzept stellt Yolanda Gampel (1992) vor. Sie arbeitet mit dem Bild der radioaktiven Verstrahlung: Die Spuren des Holocaust in den Seelen seiner Opfer seien »radioaktiv« und strahlten auf die zweite und dritte Generation aus. Sie führt den Begriff der *radioaktiven Identifikation* ein, womit sie das Eindringen einer schrecklichen äußeren Realität in die Psyche beschreibt, gegen die es keine Schutzmöglichkeiten gibt. Sie sieht vor allem die anhaltende »emotionale Anästhesie«, die dem Überleben während der Verfolgung gedient hatte, als einen Mechanismus der Weitergabe des Traumas. Die Metapher der Radioaktivität betont ein unentrinnbares Ausgeliefertsein.

In ähnlicher Weise sprechen Dori Laub et al. (1995) auch vom *Zweiten Holocaust*:

> »Der zweite Holocaust zeigt sich in der Charakterstruktur und den Abwehr- und Anpassungsmechanismen der Überlebenden und ihrer Kinder als desintegrierender Effekt eines traumatischen Ereignisses, das sich weder angemessen erfahren und verstehen noch erinnern läßt. Das Trauma wird als dissonantes, isoliertes Ereignis bewahrt, das weder der Vernunft noch der Einsicht oder Reflexion zugänglich ist. Es überschattet das Leben, führt mit seinen einsamen Neuinszenierungen zu einem Bruch im Lebenslauf und durchdringt sämtliche Lebensbereiche« (ebd., S. 19).

Die psychodynamischen Konzepte zur Erklärung der transgenerationalen Weitergabe – Teleskoping, Transposition, leerer Kreis, primitive Identifizierung, radioaktive Identifizierung – beschreiben ähnliche Mechanismen, die sich vor allem auf die fehlende oder schwierige Abgrenzung zwischen den Generationen oder die Durchlässigkeit der Generationengrenzen beziehen. Die Durchdringung aller Lebensbereiche und die Überschattung des Lebens, gegen die es keinen Schutz gibt, beziehen sich auf eine allgemeinere und immer präsente Einfärbung des Lebens, in der die Welt unsicher und bedrohlich ist.

Die zweite Generation der Child Survivor

Zu den Kindern der Child Survivors liegen laut Natan P.F. Kellermann (2008) keine empirischen Studien und keine Metaanalysen vor. Er schildert daher Beobachtungen aus seiner Arbeit bei *AMCHA*. *AMCHA* wurde 1987 als Selbsthilfeorganisation von Überlebenden des Holocaust in Israel gegründet, um spezialisierte Hilfeangebote für Überlebende und ihre Nachkommen zu entwickeln. Amcha (Hebräisch: Dein Volk, sinngemäß: eine/r von uns) wurde zur Zeit der NS-Verfolgung als Codewort von verfolgten Jüdinnen und Juden benutzt, um sich einander zu erkennen zu geben. In 15 Zentren bietet *AMCHA* professionelle psychotherapeutische Hilfe in Einzel- und Gruppentherapien an. Um besser auf die besonderen Bedürfnisse der Überlebenden eingehen zu können, wird mit einem integrativen Ansatz gearbeitet: Soziale, psychologische und altersgerechte Therapieformen werden hierbei mit einer Vielzahl kreativer und kunsttherapeutischer Herangehensweisen kombiniert und auf die jeweiligen Bedürfnisse der Klienten abgestimmt. In diesem Rahmen arbeitet Kellermann mit Kindern der Child Survivor in Einzel- oder Gruppentherapien. Die Probleme dieser klinischen Gruppe können nicht, wie Kellermann betont, auf die Gesamtgruppe der Child Survivor verallgemeinert werden. Für die klinische Gruppe beschreibt Kellermann als eine der deutlichsten Beobachtungen, dass die Kinder der Child Survivor in die Rolle geraten, Eltern für ihre (verwaisten) Eltern zu werden. Er zitiert dazu eine Klientin:

> »Ich musste mich um meine Mutter kümmern, seit ich ein junges Mädchen war, weil sie unfähig war, sich um sich selbst zu kümmern. Ich hab alles für sie und für die Familie gemacht und in Wirklichkeit war ich die einzige anwesende Mutter für alle« (Kellermann, 2008, S. 69).

Diese Töchter, die in die Mutterrolle gerieten, gründeten teilweise keine eigene Familie und lebten aufgrund der hohen Ansprüche ihrer Mütter in relativer Einsamkeit und suchten selten Hilfe. Der Tod der Eltern, vor allem der Mütter, führe sowohl zu Schuldgefühlen und Verbitterung als auch zu einem Gefühl der Erleichterung, das wiederum schuldhaft erlebt werden könne, so Kellermann. Das Verständnis der Child-Survivor-Eltern für Loslösungs- und Individuationswünsche ihrer Kinder sei gering und häufig finde sich auch unbewusster Neid auf die Kinder und Enkelkinder, die im Vergleich mit der eigenen Kindheit so viel haben und bekommen. Das Ringen um die angemessene Nähe und Distanz sei in diesen Familien ausgesprochen schwierig und immer wieder Anlass für Vorwürfe und Kritik. Nichts sei »gut genug«. Die Kommunikation in den Familien sei oft sehr kompliziert und es gebe häufig Missverständnisse. Einige Familientherapeuten, die von solchen Familien konsultiert wurden, meinten, die beste Lösung sei eine Trennung der Parteien, die die Individualität jeder Person respektiere.

Die Ergebnisse einer Studie mit 48 Child-Survivor-Müttern und ihren Töchtern (Sagi-Schwartz et al., 2003b) bestätigten zum einen die auch noch nach 50 Jahren bestehende höhere Belastung der Überlebenden. Diese zeigten mehr Ängste und traumatischen Stress als die Kontrollgruppe sowie mehr ungelöste Trauer im *Adult Attachment Interview* (AAI). Die Töchter der Überlebenden dagegen unterschieden sich im Vergleich zur Kontrollgruppe weder in Bezug auf ihre Bindungsrepräsentanzen, Ängste, traumatischen Stress noch in ihrem mütterlicher Verhalten gegenüber ihren Kindern. Die an dieser Studie beteiligten Child Survivors erlebten vor der Verfolgung einige Jahre eines normalen Familienlebens. In diesen Jahren könnte sich ein grundlegendes Vertrauen in die Bindungspersonen entwickelt haben, das ihnen nach dem Krieg die Kraft und das Vertrauen gab, die Herausforderungen des Lebens und einer eigenen Familiengründung zu bewältigen und auch selbst als Bindungspersonen zur Verfügung stehen zu können. Möglichweise seien auch gerade die noch bestehenden Bindungen an die verlorenen Eltern, die im AAI als ungelöste Trauer erscheinen, eine wichtige Ressource. George Hagman (1996) geht beispielsweise statt von einer Ablösung eher von einer Veränderung der inneren Repräsentanz des verlorenen Objekts aus. Gelungene Trauer führe nicht selten zu einer Vertiefung der inneren Bindung und der aktuellen Beziehungen.

Studienübersicht zur zweiten Generation

In einer Übersicht der Forschungsliteratur (Kellermann, 2001) zur Psychopathologie der zweiten Generation der Überlebenden ergab sich aus der Auswertung von 35 Studien, dass die nicht klinische Population der Kinder von Überlebenden keine Anzeichen höherer Psychopathologie zeige als die Kontrollgruppe. Die klinische Teilgruppe der Nachkommen neige allerdings zu einem spezifischen Profil: Es bestehe eine Prädisposition zur Posttraumatischen Belastungsstörung (PTBS) und eine widersprüchliche Mischung aus Resilienz und Vulnerabilität im Umgang mit Stress. Viele berichten über Schwierigkeiten mit Trennung und Individuation sowie Phasen von Angst und Depression in Krisenzeiten. Das berufliche, soziale und emotionale »Funktionieren« ist mehr oder weniger beeinträchtigt und das Vorkommen von Persönlichkeitsstörungen oder neurotischen Konflikten ist erhöht. Insgesamt ist von einer erhöhten Vulnerabilität auszugehen, insbesondere bei der Konfrontation mit lebensbedrohlichen Situationen.

Bezogen auf die Gesamtgruppe der zweiten Generation zeigen sich in der Metaanalyse von Marinus H. van IJzendoorn et al. (2003) ähnliche Ergebnisse wie in der Übersicht von Natan P. F. Kellermann (2001): Sie fanden in dem Gesamtset von 32 Studien mit tausenden Teilnehmenden einige Hinweise *(some evidence)* für eine sekundäre Traumatisierung. Dieser Effekt verschwindet aber, wenn man nur die Studien mit unausgewählten Gruppen betrachtet. Nur in einigen Studien mit klinischen Teilnehmenden, die zusätzliche psychische oder körperliche Belastungen hatten wie Kriegserlebnisse oder Brustkrebs, zeigten die Kinder der

Überlebenden stärkere posttraumatische Stresssymptome. Weitere Unterschiede fanden sich nicht.

In Anbetracht des Wissens um die nonverbale Weitergabe von Traumatisierungen und unverarbeiteten Verlusten sind die Autoren der Studie geneigt, die Ergebnisse der Metaanalyse auch als Zeichen von Resilienz jener Überlebenden anzusehen, die es offenbar gemeistert haben, ihre Kinder vor einer Weitergabe zu schützen. Hierbei spiele vermutlich eine Rolle, dass der Holocaust das grundlegende Vertrauen zu den Bindungspersonen, in der Regel den Eltern, nicht angegriffen habe (van IJzendoorn et al., 2003) und die elterliche Rolle in Identifikation mit den Erinnerungen an die eigenen guten Eltern möglich war, auch wenn diese Erinnerungen von Schmerz begleitet waren. Nicht auszuschließen sei, dass es im höheren Lebensalter der zweiten Generation zu einer Zunahme von stressbezogenen Symptomen kommen könne.

In einer weiteren Metaanalyse derselben Autorengruppe (Sagi-Schwartz et al., 2008) waren die Ergebnisse ähnlich. In den Studien mit nicht ausgewählten Gruppen zeigten sich keine Unterschiede zwischen den Nachkommen der Überlebenden und den Kontrollgruppen. Lediglich in Studien mit ausgewählten Gruppenbildungen oder in klinischen Stichproben zeigte die zweite Generation mehr psychische Probleme, mehr Anzeichen von posttraumatischem Stress und mehr psychopathologische Symptome als die Kontrollgruppen. Die Autoren schließen nicht aus, dass es sich bei den in Studien gefundenen Unterschieden zwischen Nachkommen der Überlebenden und Kontrollgruppen um ein Artefakt des Designs von Holocaust-Studien handele (Sagi-Schwartz, 2022, S. 189). Auch Untersuchungen zum täglichen Cortisol-Level zeigten bei der zweiten Generation keine erhöhten Werte gegenüber der Kontrollgruppe, sodass sich auch hier keine sekundären Traumatisierungseffekte fanden. In extremen Belastungssituationen könne es zu einer stärkeren Stressreaktion in der zweiten Generation kommen, aber auch hier treffe dies offenbar nur auf diejenigen zu, deren Eltern ein höheres Maß an Dissoziation zeigten (Yehuda et al., 2001).

In einer Studie zur möglichen Bedeutung der familiären Kommunikationsmuster über den Holocaust waren Töchter, die über gute Kenntnisse des Holocaust verfügten, gegenüber denjenigen, die wenig darüber wussten, sowie gegenüber Kontrollpersonen ohne Holocaust-Hintergrund deutlich hilfsbereiter und einfühlsamer. Der psychologische Vorteil einer offenen familialen Kommunikation über den Holocaust könnte nach Abraham Sagi-Schwartz (2022) im Sinne eines posttraumatischen Wachstums verstanden werden, das bei der zweiten Generation zu der positiven Wirkung einer stärkeren prosozialen Motivation führe.

> »Wir haben von Quellen der Unterstützung gesprochen, von der Legitimität eines längeren Trauerns, von der kollektiven nationalen Identität, vom Schutz vor antisemitischen Manifestationen […], von Hinweisen auf die Aufgabe der neuen Generation […], von der Unterstützung durch die Mit-Überlebenden, von der Einrichtung von Holocaust-Gedenkstätten und von der anhaltenden Verbundenheit mit den verstorbenen Eltern […]. Wir überlegen, dass all das ein starkes Gefühl von Hoffnung wecken und posttraumatisches Wachstum ermöglichen könnte« (Sagi-Schwartz, 2022, S. 195f.).

Die hier genannten Faktoren, die wichtig sein könnten, um ein posttraumatisches Wachstum zu ermöglichen oder zu unterstützen, gelten für das Leben in Israel. Die Lebenssituation in Deutschland, im Land der Täter und Mitläufer, ist damit nicht vergleichbar und erschwert in vielfacher Hinsicht ein posttraumatisches Wachstum. Das soziale Trauma wird durch vielfältige Faktoren nicht nur über die Generationen weitergegeben, sondern auch von der Gesellschaft durch den Umgang mit der Vergangenheit und durch antisemitische Äußerungen, Übergriffe und Gewalttaten immer wieder aktualisiert.

Die zweite Generation der Überlebenden in Deutschland

Die Folgen der Verfolgung für die zweite Generation in der BRD werden von Kurt Grünberg (1987) anhand zweier qualitativ-inhaltsanalytisch ausgewerteter Tiefeninterviews berichtet und den Ergebnissen der internationalen Fachliteratur gegenübergestellt. Julia B. beschreibt im Interview die wiederkehrenden Schilderungen der elterlichen Verfolgungserlebnisse so:

> »Denn das lief immer so ab, daß man zum Beispiel übers Wetter sprach und garantiert beim KZ landete, immer […]. Ich weiß nur, daß das eigentlich in meinem Bewußtsein so stark drin ist, daß ich oft das Gefühl hatte, als ich jünger war, daß ich nicht mehr so richtig wußte, ob ich das selbst erlebt hatte oder ob ich das nur erzählt bekommen hatte« (ebd., S. 495, Auslassung im Original).

Ebenfalls beschrieben wird die hohe Leistungserwartung sowie eine starke emotionale Abhängigkeit der Mutter. Vielfach in der Literatur beschrieben wurde, dass sich viele Nachkommen von Überlebenden in ihrem sozialen Umfeld als Außenseiter sähen, wovon nur andere Kinder von Überlebenden ausgenommen seien.

> »Eine deutliche Verschärfung ergibt sich jedoch durch die Tatsache, daß es hier nicht um die Einbindung in *irgendeine* Gesellschaft *irgendeines* Landes, sondern um die Einbindung in die Gesellschaft der *Bundesrepublik Deutschland* geht. ›Verfolgung‹ erscheint hier nicht nur abstrakt als allgemeingesellschaftliches Phänomen. Vielmehr treten Verfolger ganz konkret in Erscheinung, z. B. als Eltern von Freunden, als Nachbarn und Geschäftsleute, deren nationalsozialistische Vergangenheit die heutigen Beziehungen belastet« (Grünberg, 1987, S. 498, H. i. O.).

Die überlebende Elterngeneration meide den Kontakt mit Nichtjuden. Von den Kindern werde dies – teils unausgesprochen – ebenfalls erwartet, zumindest was Freundschaften und Besuche im Elternhaus betreffe. Für die Kinder ist die Integration in ihr soziales Umfeld kompliziert und belastet. Es gibt keinen Weg, unbefangen Freundschaften zu schließen. So habe Reinhard, der zweite Interviewte, als Erwachsener mittlerweile viele nichtjüdische Freunde, doch sei die Herkunft der Freunde und die mögliche familiäre Beteiligung an der nationalsozialistischen Verfolgung immer der »Prüfstein« beim Kennenlernen. Ähnliches gilt für die Partnerwahl. In beiden vorgestellten Fällen kommt es zu einem (fast vollständigen) Kontaktabbruch vonseiten der Eltern gegenüber einem ihrer Kinder, das einen nichtjüdischen Partner wählt. Die eigenen Bedürfnisse zu leben wird somit zur Gefährdung der Beziehung zu den Eltern. Die von Grünberg Interviewten zeigen kein oder wenig allgemeingesellschaftliches Engagement und wenig Interesse an politischen Auseinandersetzungen in der BRD. Ihr Interesse gilt mehr dem Staat Israel oder der besonderen Lebenssituation von Juden in der BRD.

Das Leben in der Bundesrepublik wird von vielen nur als »Übergangszeit« empfunden (ebd., S. 503). So zeige sich bei den Interviewten eine ausgeprägte jüdische Identität, die häufig zu einer »Identität der Verfolgten« werde. Dies wiederum erschwere es den Kindern der Überlebenden, die von den Eltern ausgehenden Delegationen zu erkennen, und könne Ängste und Verfolgungsfantasien fördern, was wiederum eine differenzierte Wahrnehmung der Realität erschwere. Eine eigene Identität werde in der Zerrissenheit zwischen deutscher und jüdischer und der »Identität der Verfolgten« gesucht. »Deutsche ›Normalität‹ unterstützt diese Suche gewiß nicht« (ebd., S. 505).

In einem Interview mit Kurt Grünberg schildert Mika den sie immer begleitenden Schmerz:

> »An allem kann ich arbeiten, an dem kann ich nich arbeiten. Das einzige Problem meines Lebens is der KZ-Aufenthalt meiner Eltern. Wissen Sie, wenn ich kein Geld hab', kann ich arbeiten, daß ich welches verdiene, wenn ich krank bin, kann ich zum Arzt geh'n und mich pflegen. Wenn ich an mir Eigenschaften entdecke, die mir nich gefall'n, dann kann ich an denen arbeiten oder die akzeptier'n. Wenn ich Menschen um mich hab', die ich nich mag, dann kann ich mich von denen distanzier'n, wenn ich Menschen treffe, die ich liebe, kann ich mich mit denen zusammentun. Aber das is, eh das is so was, da kann ich gar nix machen, da muß, das muß ich einfach mit mir rumtrag'n. Und das is auch das einzige, was, ich weiß es nich, ich mein', sicher ich weine selten, aber ich hab' ja immerhin vorhin hier auch, das, da kommen mir Tränen. Und ehm ich denke, ich hab' alles, ich ich hab' mein Leben schon irgendwie im Griff, aber das mit dem KZ, das eh hab' ich nich im Griff, nee, diesen Schmerz hab' ich nich im Griff« (Grünberg, 2000, S. 1010).

Mika weiß einige Einzelheiten von ihren Eltern aus ihrer Zeit im KZ, aber sie weiß vieles auch nicht. Darüber schweigen die Eltern. Sie möchte das aber auch gar nicht wissen. Es würde für sie nichts ändern. Das Wesentliche sei das Wissen, dass ihre Eltern im KZ waren, und all der Schmerz, der damit verbunden sei. Dieser Schmerz sei immer anwesend und sie könne nichts tun, um ihn zu mindern.

Es sind vermutlich diese Affekte und die das Leben begleitenden Stimmungen, die wesentliche Träger der transgenerationalen Weitergabe sind. Die abgespaltenen, abgekapselten oder dissoziierten Teile des erlebten Traumas sind in tieferen Schichten der Psyche vergraben. Teilamnesien und fragmentierte Erinnerungen sind eine Folge. Kurt Grünberg und Friedrich Markert (2013, S. 1076) betonen, dass dies umso mehr für die extremen traumatischen Erfahrungen der Überlebenden gilt, den Überlebenden eines beispiellosen Genozids, der sich gegen das jüdische Volk insgesamt richtete und in dem das Überleben Einzelner »die nicht geplante Ausnahme« war. Dies führt zu einem labilen Zustand, in dem jederzeit die Gefahr besteht, dass vorbewusste Anteile durch äußere Reize – dies können auch Geräusche oder Gerüche sein, die mit der Erinnerung verbunden sind – angestoßen werden und Vergrabenes, Abgekapseltes oder Abgespaltenes drohen, ins bewusste Erleben einzubrechen.

> »Wenn Überlebende von unverarbeiteten Erinnerungsfragmenten eingeholt und überwältigt werden, ›verwickeln‹ sie andere Menschen. So entstehen Szenen, in denen verdrängte oder dissoziierte Erinnerungselemente im Sinne eines *szenischen Gedächtnisses* einen neuen Zusammenhang entstehen lassen, der die latenten Informationen über das extreme Trauma enthält« (Grünberg & Markert, 2013, S. 1076, H. i. O.).

Über das szenische Erinnern und das Einbrechen traumatischer Sequenzen in den Alltag sei das Trauma des Holocaust in den Beziehungen präsent. Hierüber finde vermutlich die transgenerationale Weitergabe statt. In der Behandlungssituation sind solche szenischen Erinnerungen über die starken Affekte in der Gegenübertragung erschließbar. Das szenische Erinnern gilt den Autoren als eine Unterform des szenischen Verstehens und bezieht die nichtsprachlichen Ausdrucksformen des Körperlichen und der Affekte als wesentlich für das Verstehen ein und wendet sich damit auch gegen die Einordnung dieser Phänomene als fehlende Symbolisierungsfähigkeit. Das szenische Erinnern wird als methodischer Zugang verstanden, um die Bedeutung der Verfolgungserfahrungen der Eltern- bzw. Großelterngeneration für die zweite, dritte und vierte Generation unter Einbezug aktueller Antisemitismuserfahrungen zu verstehen.

Die bereits genannten internationalen Studien zeigen, dass der gesellschaftliche Umgang mit den Themen Holocaust und Antisemitismus eine wichtige Rolle für die individuelle Bewältigung und die Erschließung psychosozialer Ressourcen spielt. Die Situation in Deutschland unterscheidet sich gerade in dieser Hinsicht deutlich von anderen Ländern. Während die Überlebenden mit den Folgen der Verfolgung, mit der Ermordung ihrer Angehörigen und der Zerstörung ihrer vor dem Nationalsozialismus bestehenden sozialen Strukturen und der Enteignung ihres Eigentums leben müssen, konnten die Täter und Mitläufer, von Ausnahmen abgesehen, ihr Leben unbehelligt weiterführen. Der alltägliche Antisemitismus verschärft die Bedrohungsgefühle und die Schwierigkeiten, sich in diesem Land auch nur halbwegs heimisch zu fühlen. Die Zunahme von Antisemitismus und Geschichtsrevisionismus zeigte sich bereits in den mit COVID-19 einhergehenden Verschwörungserzählungen. Seit dem genozidalen Terrorangriff der Hamas am 7. Oktober 2023 hat sich die Situation massiv verschärft, was den offenen Antisemitismus, die antisemitischen Bedrohungen, Übergriffe und Straftaten angeht. Viele in Deutschland lebende Jüdinnen und Juden ziehen sich aus der Öffentlichkeit zurück, ändern ihre Namen, leben quasi auf gepackten Koffern. Das ohnehin prekäre Sicherheitsgefühl existiert nicht mehr und die realen Bedrohungen reaktualisieren das genozidale Trauma.

Der Holocaust in der dritten Generation

Sara erzählt über ihr Lebensgefühl als Kind von Überlebenden und thematisiert die Weitergabe des Erlebens von Generation zu Generation, die sie unterbrechen möchte:

> »Heute war ich spazieren, und es ist ein so schöner Tag, und ich war so glücklich, daß ich leben darf. Normale Leute denken solche Dinge nicht. Sie nehmen sie als selbstverständlich. Je mehr ich rede, desto stärker wird mir bewußt, wie mich das alles belastet hat, als ich noch jünger war. Aber ich habe nie darüber gesprochen. Ich habe alles in mir drinnen behalten. Ich bin sehr froh, daß ich einen Anfang gemacht habe. Ich möchte, daß mein Sohn davon frei bleibt. Ich sehe, wie es weitergegeben wird« (Epstein, 1990, S. 118).

Ähnlich wie bei der zweiten Generation zeigen Ergebnisse von Metaanalysen und epidemiologischen Studien abnehmende bis keine Unterschiede zwischen Holocaust-Nachkommen und Kontrollgruppen. Für die dritte Generation konnten Abraham Sagi-Schwartz et al. (2008) in ihrer Metaanalyse auch keine Unterschiede zu den Kontrollgruppen finden. In einer Studie zu aggressivem Verhalten und Umgang mit Aggressionen in der Enkelgeneration von Überlebenden fanden sich ebenfalls keine Unterschiede zur Kontrollgruppe (Bachar et al., 1994). Eine Längsschnittstudie in Israel, beschränkt auf Mittelschichtsfamilien, zeigte, dass Angehörige der dritten Generation in der Adoleszenz dann in ihren psychosozialen Fähigkeiten eingeschränkter sind als Vergleichsgruppen, wenn beide Eltern Angehörige der zweiten Generation sind (Scharf, 2007). Sie beschreiben sich mit geringerer Selbstwahrnehmung, nehmen sich ambivalenter wahr und berichten von größeren emotionalen und sozialen Schwierigkeiten als Nachkommen aus Familien, in denen nur ein Elternteil der zweiten Holocaust-Generation angehört.

In einer Literaturübersicht, die 18 qualitative Studien mit Enkeln von Holocaust Überlebenden umfasste, konnten vier zentrale Themen identifiziert werden (Greenfeld et al., 2022):

- *Verantwortung zur Aufklärung:* Die Enkel sehen sich in besonderer Verantwortung, über den Holocaust aufzuklären und das Vermächtnis des Holocaust für künftige Generationen zu bewahren, da sie die letzte Generation sind, die persönlichen Kontakt zu Überlebenden hat.
- *Kommunikation in den Familien:* Bezogen auf das Familienleben fanden sich enge emotionale Bindungen über die Generationen, in denen die gegenseitige Unterstützung und

offene Kommunikation betont wurden. Teilweise fanden sich fusionäre Tendenzen, etwas in Aussagen wie »Wenn meine Mutter sich aufregt, rege ich mich auch auf. In meiner Familie fühlt jeder den Schmerz von allen anderen« (ebd., S. 126, Übersetzung S. D.-H.). Die dritte Generation ist über den Holocaust gut informiert, allerdings nur teilweise durch Erzählungen in der Familie. Auch für die zweite Generation ist es schwierig, mit ihren Kindern über den Holocaust zu sprechen, aus ähnlichen Gründen wie es bereits für die erste Generation gilt. Manche Enkel sprechen daher auch von Familiengeheimnissen.

- *Ein Gefühl der Fremdheit:* Ähnlich wie die zweite Generation beschreiben auch die Enkel ein Gefühl, anders zu sein als andere, was sie mit der traumatischen Vergangenheit verbinden und mit der Frage, wie sie diese Vergangenheit in ihr Selbstverständnis und ihre Identität integrieren können.
- *Vernichtungsängste:* Und schließlich finden sich über die verschiedenen Studien hinweg Vernichtungs- und Trennungsängste vor allem bezogen auf die Familie.

Die Probleme der dritten Generation scheinen denen der zweiten Generation ähnlich. Sie sind im Allgemeinen psychisch unauffällig, vermutlich besteht jedoch eine höhere Anfälligkeit für psychische Belastungen und Stressreaktionen in Krisen oder in bestimmten Entwicklungsphasen, insbesondere in der Adoleszenz, in der die Themen der eigenen Identität und der Ablösung von den Eltern im Vordergrund stehen. Hanni Mann-Shalvi (2020) sieht für die dritte Generation jedoch eine größere Schwierigkeit, ihre psychischen Probleme mit dem Holocaust in Verbindung zu bringen, und bezieht sich auf Gampels Metapher der emotionalen Radioaktivität.

Rivka Bekerman-Greenberg (2020) beschreibt die Erfahrungen einer Gruppentherapie mit Enkelinnen von Überlebenden, die sich über neun Monate hinweg einmal wöchentlich trafen. Die Kenntnisse über den Holocaust und darüber, was die Großeltern erlitten hatten, sind bei vielen größer als in der zweiten Generation. Jahrzehnte nach dem Holocaust fällt es vielen Überlebenden leichter, ihre Geschichte zu erzählen, mündlich oder in Form schriftlicher Memoiren. Der Affekt war für die meisten

Gruppenmitglieder jedoch vom Inhalt der Geschichte abgespalten.

Die Frage des Schweigens und der Familiengeheimnisse beschäftigte die Gruppe über mehrere Monate und führte schließlich zu einem Prozess der Trauer. Katastrophische Ängste, Fantasien und Träume konnten in der Gruppe geteilt werden. Eine Gruppenteilnehmerin beispielsweise berichtete von Verfolgungsträumen sowie von Alpträumen mit brennenden Häusern und Menschen, die ermordet werden. Manche Gruppenteilnehmerinnen sind stark mit ihren Großeltern identifiziert, einige so stark, dass Gegenwart und Vergangenheit ineinandergeschoben wirken, wie es Haydée Faimberg (1987) beschrieben hat. Probleme mit dem Ausdruck von Ärger und Aggression werden ebenso berichtet wie die Unmöglichkeit der Ablösung von den Eltern. Dabei waren sich die Teilnehmerinnen bewusst, dass diese Probleme von einer Generation an die andere weitergegeben wurden. So wie sie selbst darum ringen, sich von den Eltern zu lösen, so wissen sie um das Ringen der Eltern, sie gehen zu lassen.

Das Verfolgungstrauma in der Enkelgeneration wird von Rose Ahlheim (1985) anhand einer Kinderanalyse beschrieben. Das Thema »Überleben« inszeniert sich bereits mit der (Früh-) Geburt des Mädchens und begleitet die Eltern-Kind-Beziehung. Die für das Überleben der Mutter als Kind notwendige Affektverleugnung bis hin zur Affektverkehrung führt bei ihrer kleinen Tochter zu einer Einschränkung der Ich-Fähigkeiten. Die Mutter zeigt zudem irritierende Umgangsweisen mit dem Körper der Tochter, beispielsweise verabreicht sie ihr über Jahre und bereits ab dem Säuglingsalter Abführmittel und nimmt häufige anale Temperaturmessungen vor. Mögliche Vergiftungsängste der Mutter werden so in den Körper der Tochter eingeschrieben. Das Trauma der Mutter wird in der Beziehung zur Tochter szenisch wiederholt und dadurch in modifizierter Form an diese weitergegeben. Die Kinderanalyse der Tochter ist eine Chance für Mutter und Tochter, diese Wiederholung des Traumas zu lockern und vielleicht sogar in der weiteren Entwicklung zu verlassen.

Mit den Auswirkungen des die Generationen überschreitenden Traumas auf die elterlichen Fähigkeiten in der zweiten Generation und damit den Auswirkungen in der dritten Generation beschäftigt sich auch Peter Fonagy (2003) unter Einbezug der Bindungstheorie. Das kleine Mädchen, das Ahlheim vorstellt, werde vermutlich das mütterliche Bild von sich selbst als bedrohlich internalisieren und damit zu einem Teil seines Selbst machen. Es entstehe eine Selbstrepräsentanz mit einem dissoziierten Kern, der externalisiert werden müsse. Desorganisiertes Bindungsverhalten mit kontrollierenden und »herrschsüchtigen« Interaktionen mit den Eltern sieht Fonagy als Versuch, die unzumutbaren Aspekte der Selbstrepräsentanz auszublenden. Der dissoziierte Kern ermögliche die »direkte Weitergabe unbewußter traumatischer Fantasien von der Mutter oder dem Vater auf das Kind« (ebd., S. 182), ähnlich wie dies Kestenberg formuliert hatte. Für die Arbeit mit traumatisierten, dissoziierenden Patienten sieht Fonagy die Entwicklung einer Bindungsbeziehung daher als Vorbedingung für Veränderungsprozesse an.

Nach den vorliegenden Untersuchungen ist davon auszugehen, dass es in der dritten Generation – auch wenn die Alltags- und Leistungsfähigkeiten nicht eingeschränkt sind – eine Tradierung des Traumas gibt, die in einer klinischen Teilgruppe zu Symptomen und psychischen Erkrankungen führt. Aber auch jenseits der Psychopathologie gibt es eine Weitergabe der extremtraumatischen Erlebnisse des Genozids, die sich in den sozialen Strukturen und im Lebensgefühl der Einzelnen niederschlagen. Dabei geht es auch um eine besondere Sensibilität gegenüber Entwicklungen gesellschaftlicher Ausgrenzungen, gegenüber Antisemitismus und Vorurteilen.

> »…, die Tatsache, dass Überlebende und ihre Kinder zu Hause, am Arbeitsplatz und in ihrem sozialen Leben gut funktionieren, bedeutet nicht, dass sie nicht leiden« (Sigal, 1998, S. 584; Übersetzung S. D.-H.).

Bei der transgenerationalen Weitergabe des Traumas handelt es sich weniger um konkrete Psychopathologien und entsprechend sind die Folgen der Traumaweitergabe mit den diagnostischen Kategorien der Klassifikationssysteme nur bei einer besonders belasteten Teilgruppe zu fassen. Bei der Traumaweitergabe geht es nicht darum, sein Leben nicht bewältigen zu können – obwohl auch das sein kann –, sondern um ein Lebensgefühl, das immer da war und das Leben immer begleitet.

Transgenerationale Weitergabe in der Tätergesellschaft

»Die Kluft zwischen Nachkommen von Tätern und Täterinnen oder Mitläufern und Mitläuferinnen und den Nachkommen von Opfern und Überlebenden ist unüberbrückbar« (Bernstein, 2023, S. 68). Diese Unüberbrückbarkeit gilt es anzuerkennen. Das ist kein einfacher Prozess. Es heißt auch, anzuerkennen, dass die erlebten Grausamkeiten, die Verfolgung und Vernichtung Spuren hinterlassen haben, die vermutlich noch weitere Generationen nachwirken werden. Im öffentlichen und auch im wissenschaftlichen Diskurs ist immer wieder ein Sprachgebrauch festzustellen, der eine Parallelisierung von Opfern und Tätern nahelegt. Dies gilt beispielsweise für die Verwendung der Generationenzählung analog zur ersten und den folgenden Generationen der Überlebenden, die trotz Kritik bis heute verwendet wird.

> »So wurde vielfach die Bezeichnung ›Zweite Generation‹ universell auf alle Personen angewandt, deren Eltern in der Zeit des Nationalsozialismus lebten […], anstatt einer anderen, differenzierten Begriffsverwendung zu folgen, der zufolge als ›Überlebende‹ oder ›Erste Generation‹ die Verfolgten zu verstehen sind, die die systematisch betriebene Vernichtung der europäischen Juden im Nationalsozialismus überlebten. Als Folge des nationalsozialistischen Völkermordes hatte bei den Juden die Generationen-Zählung nämlich gewissermaßen neu zu beginnen. Nach der Befreiung geborene Töchter und Söhne der jüdischen Überlebenden werden entsprechend als ›Zweite Generation‹ angesehen, deren Nachkommen wiederum als ›Dritte Generation‹. Die Anwendung derselben Bezeichnungen auf Nazi-Täter, Nazi-Mitläufer und deren Nachkommen hieße, die Deutschen kollektiv zu Opfern einer ›Gewaltherrschaft‹ zu erklären« (Grünberg, 2000, S. 1021).

Es ist ein irritierendes Phänomen, dass diese Kritik vielen Autoren einerseits bekannt ist und als gerechtfertigt angesehen wird, dennoch aber an der Praxis der parallelisierten Generationenzählung festgehalten wird. Neben der suggerierten Gleichsetzung von Kindern der Opfer und mit denen der Täter sieht Bettina Völter (2008, S. 98) außerdem die häufig festgestellte Ähnlichkeit der Symptome bei Nachkommen von Tätern und Opfern nur als oberflächlich vergleichbar an, da sich die Inhalte, der Erlebnishintergrund und die Familiendynamik stark unterscheiden. Und schließlich sei der Generationenbegriff für die Täter und Mitläufer auch deshalb problematisch, weil in den nichtjüdischen Familien nach dem Krieg in der Regel Angehörige unterschiedlicher Jahrgänge lebten, Großeltern, Eltern und Kinder. Würde man beispielsweise nur die Kinder einbeziehen und diese als erste Generation bezeichnen, blende man damit aus, dass deren Eltern nach dem Krieg in verantwortlichen Positionen handelten und zudem – wie auch die Großeltern – sozialisatorisch noch Einfluss hatten. So habe es wenig Sinn, diese Begrifflichkeit für die Täterseite zu verwenden.

Neben der Übernahme der Generationenzählung und der postulierten Ähnlichkeit der Symptome findet auch eine Übernahme des Konzepts der transgenerationalen Weitergabe für die Täter und ihre Nachkommen statt. So beschäftigt sich beispielsweise Judith Kestenberg (1989) mit der Frage, ob eine Transposition auch bei den Kindern in der Tätergesellschaft zu finden sei. Die Übernahme des Konzepts der Transposition impliziert – und von nicht wenigen Autoren wird es auch explizit benannt –, dass es auch auf der Täterseite ebenso um eine Weitergabe von (Extrem-)Traumata geht wie auf der Opferseite. Dies wäre jedoch jeweils im Einzelfall zu prüfen und die Art des Traumas hätte vermutlich eine andere Qualität.

Als eine der Erkenntnisse aus der *AMCHA*-Konferenz »Transgenerationale« wurde festgehalten, dass es eine Differenzierung des Traumabegriffs für Täter und Opfer sowie deren Nachkommen brauche (Bernsen & Kunze, 2023). Die Nachkommen der Täter lebten im Unterschied zu den Nachkommen der Opfer häufiger in einer emotionalen Distanz zu Themen, die an die Taten und die damit verbundene Schuld erinnern. Vergessen sei eine der wenigen Gemeinsamkeiten im Opfer- und Tätergedächtnis, für die Opfer jedoch nur ein kurzfristiges Privileg. Dort, wo Bevölkerungsgruppen mehrfach und wechselnd von Gewalt betroffen seien oder diese ausüben, verschwimmen die Grenzen zwischen Opfer und Täter. Dementsprechend müsse geklärt werden, wann es sinnvoll ist, diese Differenzierung beizubehalten und wann sie einen Bearbeitungs- und Friedensprozess eher behindern kann. Im politischen Raum müsse der Traumabegriff jedenfalls den Überlebenden, Opfern und ihren Nachkommen vorbehalten sein.

Im Gedenkjahr 1995 hatte die Ausstellung *Vernichtungskrieg. Verbrechen der Wehrmacht 1941 bis 1944* des Hamburger Instituts für Sozialforschung eine gesellschaftlichen Diskussion angestoßen (Heer, 2014). Die Ausstellung dokumentierte die aktive Beteiligung der Wehrmacht am Völkermord, der Plünderung der besetzten Gebiete und den Massenmorden an der Zivilbevölkerung. 1996 begann mit dem Erscheinen des Buches *Hitlers willige Vollstrecker. Ganz gewöhnliche Deutsche und der Holocaust* (Goldhagen, 2012) zusätzlich eine heftige und breite gesellschaftliche Debatte über Täterschaft, in der die bis dahin noch immer weit verbreitete Haltung der Deutschen, man habe das alles nicht gewusst, infrage gestellt wurde. Mit der zunehmenden Aufmerksamkeit für die Kriegskinder verschiebt sich der gesellschaftliche Diskurs in den letzten zwanzig Jahren wieder hin zu einem Opferdiskurs. Der Fokus liegt auf dem Krieg und seinen Folgen, nicht auf dem Nationalsozialismus (zum Thema »Kriegskinder« siehe beispielsweise Radebold et al., 2008; Wiegand-Grefe & Möller, 2020).

Ich möchte im Folgenden auf zwei Aspekte der Transgenerationalität in der Tätergesellschaft eingehen: auf die Eltern-Kind-Beziehung im Nationalsozialismus und die Bedeutung des Schweigens der Täter und Mitläufer nach 1945.

Die Eltern-Kind-Beziehung im Nationalsozialismus

Kinder von Nazi-Tätern berichten von ihrer Angst, sie könnten von ihren Eltern ermordet werden (siehe hierzu Rosenthal, 1999, S. 20). Dies ist Ausdruck eines bedrohlichen Eltern-Kind-Verhältnisses und eines gesellschaftlichen Klimas, in dem Kinder nicht um ihrer selbst willen, sondern als künftige Gefolgschaft und Soldaten für den Führer geboren wurden. So fürchteten Nachkommen von Tätern, selbst als lebensunwert betrachtet zu werden. Die Tochter eines Euthanasiearztes verheimlichte in ihrer Kindheit aus diesem Grund ihre Kurzsichtigkeit. »Als Kind hatte sie miterleben müssen, wie ihr Vater den jüngeren Bruder als Baby in den Swimmingpool warf, um dessen von ihm angezweifelte ›Reinrassigkeit‹ zu testen« (ebd.).

Die zahlreichen Suizide von Tätern am Kriegsende, die häufig ihre Kinder mit in den Tod nahmen, zeigen, dass die Angst, von den Eltern getötet zu werden, auch jenseits der Euthanasie durchaus berechtigt war. Unter dem Titel »Transgenerationale Weitergaben traumatisch-destruktiver Erfahrungen« schildern Jan Neumann et al. (2022) den Fall eines Mannes, dessen Mutter als einzige der Geschwister einen »erweiterten Suizid« der Großmutter überlebt hatte.

Ich gebe den Fall gekürzt wieder:

> »Der Patient wuchs mit zwei Brüdern bei seinen leiblichen Eltern in einer kleinen Ortschaft in Mecklenburg-Vorpommern auf. Er sei frühgeboren gewesen und habe daher die ersten Lebenswochen in einem Brutkasten zugebracht. Die Beziehung zu seiner Mutter schilderte Herr D. als sehr kühl und distanziert, häufig habe sie ihn abgewiesen, wenn er sich in Not oder anlehnungsbedürftig an sie gewandt habe. Die Beziehung zum Vater sei ebenfalls schwierig gewesen, er sei Handwerker gewesen, habe viel gearbeitet und sei wenig zuhause, aber häufig betrunken gewesen. Er habe seine Kinder geschlagen, aber ›weniger als viele andere Eltern‹« (ebd., S. 200). »Familienanamnestisch relevant ist, dass seine Mutter im Mai 1945, damals zehnjährig, als Einzige in ihrer Familie einen erweiterten Suizid überlebt hatte, der durch ihre Mutter, d.h. durch die Großmutter des Patienten, verübt worden sei. Die Großmutter habe zunächst ihre eigene Mutter (d.h. die Urgroßmutter unseres Patienten) und dann zwei ihrer Töchter (d.h. Schwestern der Mutter und damit Tanten unseres Patienten) und anschließend sich selbst erschossen. Der Kopfschuss, von dem die Mutter des Patienten hätte sterben sollen, sei nicht

tödlich gewesen, habe aber ihr linkes Auge getroffen. Nach einer längeren Behandlung in der nächsten Universitätsklinik und dem Erhalt eines Glasauges sei seine Mutter in ihr Heimatdorf zurückgekehrt, wo sie bei einem verbitterten Onkel groß geworden sei. 1994 sei ihr damals 58-jähriger Ehemann, der Vater unseres Patienten verstorben; wenige Wochen danach habe sich seine Mutter durch Erhängen an einem Tisch suizidiert. Seit seinen Behandlungen in der Psychiatrie beschäftige Herr D. sich vermehrt mit seiner Familiengeschichte und den Massensuiziden am Ende des Zweiten Weltkriegs« (ebd., S. 201).

Im Kontakt ist der Patient freundlich, aber mimisch starr, meidet Blickkontakt und ist affektiv wenig spürbar. Er berichtet offen, aber mit monotoner Stimme. Er leidet unter depressiven Symptomen, wie Hoffnungslosigkeit, massiver innerer Unruhe und Insuffizienzgefühlen. Unter Anspannung gerät er in dissoziative Zustände.

Aufgrund der Schwere, Komplexität und Chronizität wurde eine vollstationäre, psychosomatisch-psychotherapeutische Komplexbehandlung als indiziert angesehen. Im multimodalen Setting konnte sich der Patient nach und nach stabilisieren und fand vor allem über die Musiktherapie einen Zugang zu dem Überwältigungserleben. Nach der mehrmonatigen Behandlung wird er mit dem Angebot, die Musiktherapie ambulant weiterzuführen, entlassen. Dieses Angebot nahm er gerne an, wogegen er eine ambulante Psychotherapie ablehnte. Die Autoren sind bezüglich seiner Prognose vorsichtig optimistisch, halten einen Suizid des Patienten zu einem späteren Zeitpunkt nicht für ausgeschlossen, zu schwer wiege die erlebte familiäre Destruktivität.

Bereits am 14. Juli 1933 wurde das *Gesetz zur Verhütung erbkranken Nachwuchses* beschlossen, das Zwangssterilisierungen von sogenannten Erbkranken legalisierte. Kinder lernten schon in der Schule, dass Leben kein Wert an sich sei, sondern abhängig von seinem Nutzen für die nationalsozialistische Gesellschaft und den Führer. Mathematikaufgaben in Schulbüchern befassten sich beispielsweise mit Kosten-Nutzen-Rechnungen zu den sogenannten »Ballastexistenzen«. Kinder und Erwachsene mit körperlichen oder geistigen Beeinträchtigungen verschwanden in Heilerziehungsanstalten, in denen viele im Rahmen der »Euthanasie« ermordet wurden.

> »Das künstliche Sterben in den deutschen Heil- und Pflegeanstalten begann schon 1938. Die Sterblichkeitsziffern sprangen vielfach deutlich in die Höhe. […] Als ab 1942 die ›Euthanasie‹ nicht mehr in Sonderanstalten verübt, sondern in das tägliche Geschäft der Anstalten zurückverlegt werden sollte, schrieb eine Planungskommission, die den Massenmord mit einer Modernisierung des gesamten Anstaltswesens zu verbinden hatte: ›So wird mit wenigen Ausnahmen der Tod des Euthanisierten sich vom natürlichen Tod kaum unterscheiden. Das ist das zu erstrebende Ziel. Dass es erreichbar ist, beweist die Tatsache, daß einzelne positiv eingestellte aktive Psychiater medizinische Euthanasie in ihren Anstalten in völlig unauffälliger Form ausgiebig schon vor der Aktion getätigt haben‹ […]« (Aly, 1985, S. 19).

Die in den Heilanstalten lebenden Kinder wurden im Rahmen der Kinder-Euthanasie nach ihrem »produktiven Wert« begutachtet und per Formular gemeldet. »Keinerlei Arbeitseinsatzfähigkeit zu erwarten«, »dauernde Anstalts- und Pflegebedürftigkeit« oder auch »bildungs- und arbeitsverwendungsunfähig« waren Einordnungen, die das Todesurteil bedeuteten. Verhaltensauffälligkeiten oder Rebellion in Kindheit und Adoleszenz konnte lebensgefährlich werden. Wurden solche Kinder und Jugendlichen in eine Heilerziehungsanstalt aufgenommen und fügten sie sich auch dort nicht in die autoritären Strukturen ein, galten sie schnell als »asozial mit angeborener Charakterschwäche«, was ebenfalls einem Todesurteil gleichkam. Viele Kinder wurden mit der Verabreichung von Medikamenten, meist Luminal, gezielt in einen Zustand gebracht, in dem sie eine Lungenentzündung entwickelten, um sie dann sterben zu lassen. Manche ließ man verhungern, andere wurden in Tötungsanstalten vergast oder wurden noch zu medizinischen Versuchen missbraucht. In den Sterbeurkunden stand als Todesursache häufig Lungenentzündung (vgl. Klee, 2022). Bis heute sind die Opfer der Euthanasie-Morde und Zwangssterilisationen nicht als Opfer von NS-Verbrechen anerkannt.

Der Umgang mit Kindern im Nationalsozialismus war – wenn sie nicht aufgrund körperlicher oder geistiger Einschränkungen als lebensunwert eingeordnet wurden – eine gesellschaftlich gewollte und geförderte kumulative Traumatisierung mit dem Ziel, narzisstisch bedürftige und leicht verführbare sowie wenig empathische künftige Nationalsozialisten heranzuziehen. Mit den weit verbreiteten Erziehungsratgebern von Johanna Haarer, die auch Grundlage für Aus- und Fortbildungen waren, wurde emotionale Vernachlässigung zum Programm. Haarer selbst soll bis an ihr Lebensende im Jahr 1988 überzeugte Nationalsozialistin gewesen sein. Ihre Ratgeber erschienen nach 1945 in bereinigter Fassung und erreichten bis zur Einstellung der Produktion 1987 eine Gesamtauflage von 1,2 Millionen Exemplaren (Seidel, 2012). Proklamiert wurde, dass Mutter und Kind bereits ab der Geburt möglichst wenig Kontakt haben. Lediglich zum Stillen und zur Körperpflege galt Kontakt als erwünscht. Ansonsten sei das Kind in Ruhe zu lassen, am besten in einem separaten Raum. Auf Schreien sollte im Normalfall nicht reagiert werden, sonst entwickle sich das Kind schnell zum Tyrannen.

Zwar sind diese Erziehungsmethoden bewusst formuliert, ihre Wirkung entfalten sie vor allem im Unbewussten der betroffenen Kinder. Sie erleben schon im Säuglingsalter, dass sie kaum Möglichkeiten haben, Einfluss auf ihre Bezugspersonen zu nehmen. Ihr unbeantwortetes Schreien bringt sie in Zustände von Hilflosigkeit und emotionaler Überflutung und hat weitreichende Folgen. Sigrid Chamberlain (1997) sieht für die nationalsozialistische Erziehung als spezifisch an, dass es eine Erziehung durch Bindungslosigkeit zur Bindungsunfähigkeit ist, womit diese über die schon vor dem Nationalsozialismus verbreitete autoritäre Erziehung hinausgehe.

In den nationalsozialistischen SS-Einrichtungen des Lebensborns wurde diese Ideologie mit dem Ziel umgesetzt, Menschen frei von familiärer Bindung als künftige NS-Führungselite zu formen. Theodor Hellbrügge (2006) beschreibt seine Begegnung im Frühjahr 1947 mit mehreren Kindern, die in einem der besonders geförderten Lebensborn-Heime großgezogen worden waren:

> »Sie waren ihrem Alter entsprechend groß, hatten blonde Haare, blaue Augen und waren bei der ärztlichen Untersuchung völlig gesund. […] Trotzdem stellten sie sich in einem

> erbärmlichen Entwicklungszustand dar, wie ich ihn bis dahin noch nicht erlebt hatte. Sie konnten mit zwei Jahren noch nicht sprechen, hatten keinen Blickkontakt und schrien vor Angst, wenn man sich ihnen näherte. Vor allem fiel ihr leerer Gesichtsausdruck auf, der einen eher traurigen, völlig teilnahmslosen Eindruck machte. Sie nahmen untereinander keinen Kontakt auf, so daß jedes Kind isoliert war. Wenn sie dennoch Kontakt aufnahmen, geschah dies in Form von Aggressionen« (Hellbrügge, 2006, S. 13).

Hellbrügge nannte dieses Krankheitsbild in Anlehnung an die Deprivationsforschungen von René Spitz *Deprivationssyndrom*. Die Frage, in welchem Umfang und Ausmaß in den Familien nach den genannten Erziehungsprinzipien gehandelt wurde, ist auch 25 Jahre nach Chamberlains Buch noch wenig erforscht. Man kann jedoch davon ausgehen, dass zumindest in den Familien, in denen die Mütter überzeugte Nationalsozialistinnen waren, emotionale Vernachlässigung als Erziehungsprinzip praktiziert wurde.

> »Es muß deutlich gesagt werden, daß ich nicht aus der Illusion weggehe, irgendwo anders die seit der Kindheit zugefügten Verluste wettzumachen, oder vor der Geburt, der Zeugung, die bereits utilitaristisch war. Man gebar kein Kind mit allen Konsequenzen, die sich daraus ergeben, sondern man brachte es ein, ›schenkte es dem Führer‹. Da eine Ahnung des möglichen Widerspruchs blieb, trat die eiskalte Gewalt der Erziehung, der Domestizierung dazu« (Vesper, 1983, S. 53f.).

Bernward Vesper, geboren 1938 als Sohn eines prominenten NS-Schriftstellers und einer Mutter, die die von Haarer empfohlenen Erziehungspraktiken umsetzte, beschreibt die Bindungslosigkeit seiner Kindheit in eindrücklicher Weise. Er starb 1971 durch Suizid.

Die nationalsozialistischen Täter und Mitläufer haben ihre Kinder teilweise direkt durch emotionale Vernachlässigung geschädigt und sie haben ein gesellschaftliches Klima mitgetragen, das mit der zunehmenden Ausweitung dessen, was als »unwertes Leben« definiert wurde, eine latente Todesdrohung gegenüber der nachfolgenden Generation transportierte. Traumatisierungen von Kindern waren systematischer Bestandteil der nationalsozialistischen Erziehung. Sie begannen in den Familien und wurden in den NS-Kinder- und Jugendorganisationen fortgesetzt. Reste dieser Erziehungsideologie sind bis heute spürbar. Marion Seidel (2012, S. 131) merkt an: »Viele in unserer Klinik behandelten Eltern haben noch immer die Erziehung der Härte verinnerlicht, leiden darunter und können sich ohne entsprechende Unterstützung nicht davon distanzieren.« Eine solche Erziehung greift das Eltern-Kind-Verhältnis an und zerstört die Bindung zwischen Eltern und Kindern.

Das Schweigen der Täter und Mitläufer nach 1945

Während die Überlebenden und auch die zweite Generation der Überlebenden gegenüber ihren Nachkommen über das Erlebte schweigen, um diese zu schützen, geht es bei dem Schweigen der Täter und Mitläufer vor allem um Selbstschutz, kaum um den Schutz ihrer Kinder. Kinder und Enkel von Täter äußern die Angst, von den Eltern oder Großeltern ermordet zu werden, wenn sie die NS-Vergangenheit der Familie aufdecken. Eine Ablösung der Kinder oder Enkel von der Familie ist für die Täter bedrohlich, da sie fürchten, diese könnten dann beginnen, Fragen zu stellen und den Familienmythos zu hinterfragen. Schweigen ist hier vor allem ein *Ver*schweigen und die Schutzfunktion wird in den Fantasien der Kinder deutlich. Je umfassender das Verschweigen der Vergangenheit ist, desto geschlossener ist das Familiensystem (Rosenthal, 1999, S. 24). Dan Bar-On (1993) spricht von einer doppelten Mauer des Schweigens: Die Eltern haben eine Mauer um die Gräueltaten gezogen, die sie miterlebt oder begangen haben, und die Kinder haben mit einer eigenen Mauer versucht, sich vor der Abschottung der Eltern zu schützen. Durchbrechen die Kinder ihre eigene Mauer und suchen Antworten auf Fragen, stoßen sie auf die Mauern der Eltern, an denen sie nicht selten scheitern, weil die Eltern nicht bereit sind, diese Mauern zu lockern oder gar abzubauen.

Weitergegeben wird von den Täter-Eltern auch ihre abgewehrte und verleugnete Schuld. Sie stellen sich als Opfer dar und erwarten von ihren Kindern Mitgefühl und Loyalität (Moré,

2014). Ihre Erzählungen mit der verzerrten Darstellung der Realität enthalten Widersprüche und Lücken, die in den Kindern eine Ahnung entstehen lassen, dass etwas nicht stimmt.

> »Es sind primär körpersprachliche Botschaften mit hohem affektivem Gehalt, die den Kindern signalisieren, wo sie Tabus berühren und die Identität ihrer Eltern bedrohen. Die Antworten der Eltern darauf waren entweder Abwendung und Rückzug […] oder aber Vorwürfe, undankbar zu sein« (ebd., S. 210).

Strafen und Liebesentzug bis hin zur Verstoßung bleiben für die Kinder unverständlich und es entsteht in ihnen ein Gefühl, etwas falsch gemacht zu haben, schuldig zu sein. Über diese Wege findet eine Tradierung von Täteranteilen zwischen den Generationen statt. Die Kinder erleben die tradierten Gefühle der Eltern als fremd, können sie aber nicht als von den Eltern verschobene Gefühle erkennen. Sie sind gleichermaßen bewusst wie unbewusst. Diese *ungewollten Gefühlserbschaften* (ebd., mit Bezug auf Sigmund Freud, 1913) können auch den introjizierten elterlichen Hass und deren Destruktivität beinhalten. Dieser Hass wiederum kann externalisiert werden und sich als Zerstörungsbereitschaft gegen andere richten oder als Selbsthass nach innen gerichtet werden, oft begleitet von einer Angst davor, wie die Eltern zu sein oder zu werden.

Roger Frie (2014), Psychoanalytiker und Sohn von deutschen Nachkriegseinwanderern nach Kanada, bleibt bei einem Familienbesuch in Deutschland an einer Fotografie seines Großvaters hängen, die herumlag, weil alte Dokumente durchgesehen wurden. Das Bild zeigt den Großvater mit einer dem Enkel unbekannten Uniform, die Irritationen bei ihm hervorrief. Es ist eine andere Uniform als jene, die das bereits bekannte Foto des Großvaters in einer Uniform der deutschen Luftwaffe zeigt. Und der Großvater wirkt anders: jünger und stolzer. Er bemerkt beim Nachdenken über dieses Foto, dass es in den Erzählungen seiner Familie eine zeitliche Lücke gibt, die die Jahre von 1933 bis 1939 betrifft. Bei Nachforschungen stellt er fest, dass sein Großvater bereits lange vor dem Krieg in der paramilitärischen Organisation Nationalsozialistisches Kraftfahrkorps (NSKK) der NSDAP aktiv gewesen war.

> »Das Schweigen über die Mitgliedschaft meines Großvaters im Nazi-Regime existierte inmitten verschiedener gut etablierter Erzählungen. Eine davon war die Erfahrungen und Abenteuer eines jungen Mannes im bohämen Berlin der 1920er Jahre. Das war das Deutschland der Weimarer Republik, vor den Nazis und dem Krieg; und mit Erzählungen über diese Zeit konnte mein Großvater Stunden verbringen. Die andere Erzählung war die von Not, Hunger und Verarmung in den letzten Kriegsjahren und den Nachkriegsjahren. Die wenigen Erinnerungen, die ich von der Teilnahme meines Großvaters im Krieg kenne, sind kleine Fluchten, in denen er in der Lage war, Bombardierungen und Kampfhandlungen entgegen den Erwartungen zu überleben. Aber über die Zeit zwischen diesen zwei Narrativen, die seine Unterstützung für und seine Mitgliedschaft in der Nazi-Partei beinhaltet, herrschte Schweigen« (ebd., S. 263, Übersetzung S. D.-H.).

Dieses Schweigen ermöglicht – neben dem Selbstschutz der Täter und Mitläufer – den Kindern, eine positive Beziehung zu Eltern und Großeltern aufrechtzuerhalten und diesen gegenüber loyal zu sein. Das Schweigen zu brechen ist für die Eltern und Großeltern bedrohlich und ein Akt der Illoyalität. Das individuelle und familiäre Schweigen führt dazu, dass intellektuelles Verstehen der Geschichte sich nicht mit den emotionalen Bedeutungen verbinden kann. Der Holocaust berührt die persönliche Geschichte nicht. Es entstehen parallele Welten. Die familiäre Welt bleibt auf diese Weise frei von Schuld, aber angefüllt mit Schweigen und Geheimnissen über die Zeit von 1933 bis 1945 ist – abgesehen von Erzählungen über den Krieg, das Leiden im Krieg, Hunger und Bombardierungen und die kollektive Erzählung, in der es ein Wissen um Täter und Mitläufer gibt.

In einer Interviewstudie zu Familiengesprächen untersuchten Harald Welzer et al. (2002, S. 14ff.), welche Geschichten vom Nationalsozialismus erzählt werden, wie diese Geschichten gemeinsam im Familiengespräch erzählt und verändert werden, was weitergegeben wird und was nicht und welche Wirkung das Gesagte im Weitergabeprozess zwischen den Generationen hat. Es zeigte sich, dass die Geschichten sich bei der Weitergabe von Generation zu Generation so veränderten, dass sie am Ende einen ganz anderen Sinn bekamen, »wobei das in unserer Sicht wichtigste Ergebnis ist, dass die Kinder- und Enkelgenerationen in deutschen Familien eine starke Tendenz zeigen, ihre Eltern und Großeltern zu Helden des alltäglichen Widerstands zu stilisieren« (ebd., S. 16). Außerdem zeigte sich als ein anderes wichtiges Element der weitergegebenen Geschichte, dass »Deutsche Opfer waren – Opfer von Krieg, Vergewaltigung, Kriegsgefangenschaft, Mangel und Not« (ebd.).

Die Kinder und Enkel lösen mit dem Heroisierungsprozess die Kluft, die zwischen »dieser großen Geschichte und meinem kleinen Opa« (ebd., S. 24) besteht. Die Beteiligung ihrer Großeltern an den NS-Verbrechen übersteigt die Vorstellungskraft der Enkel, sodass in den Familienerzählungen aus der antisemitischen Großmutter die Beschützerin der Verfolgten wird. Leerstellen in den Erzählungen werden durch emotionale Verknüpfungen und bildhafte Vorstellungen gefüllt, weniger mit kognitiv repräsentiertem Wissen. Offizielles Geschichtswissen bleibt getrennt von der familiär vermittelten und umgeschriebenen Geschichte, wobei letztere durch ihre emotionale Bedeutung die für das Geschichtsverständnis wirkmächtigere ist. Gerade deshalb, so folgert Roger Frie (2017), steigt die Verantwortung, sich mit der eigenen Familiengeschichte auseinanderzusetzen, sich wirklich zu erinnern und nicht mit scheinbaren Erinnerungen zufrieden zu geben, die letztlich eine Form des Vergessens bedeuten.

Resümee zur transgenerationalen Weitergabe von Trauma und Täterschaft

Die transgenerationale Weitergabe von Traumata kann als belegt gelten, auch wenn sich die Ergebnisse von epidemiologischen Studien und klinischen Erfahrungen auf den ersten Blick zu widersprechen scheinen. Viele der gefundenen Ergebnisse und Erkenntnisse haben sich für ein besseres Verstehen transgenerationaler Prozesse auch in anderen Gruppen und gesellschaftlichen Bereichen als hilfreich erwiesen. Dies gilt sowohl für das vertiefte Verständnis von Extremtraumata als auch für Weitergabeprozesse zwischen den Generationen.

Es lässt sich jedoch im Diskurs zur transgenerationalen Weitergabe immer wieder eine Vereindeutigung beobachten, die dazu führt, die transgenerationale Weitergabe im Sinne einer Psychopathologie zu verallgemeinern (vgl. Held, 2019). Dabei besteht die Gefahr einer neuen Form der Stigmatisierung, die eine Beschädigung durch transgenerationale Weitergabe als unausweichlich unterstellt.

Eine frühe kritische Diskussion einer solchen Generalisierung stammt von Anna Ornstein (1985). Sie gibt bezüglich des Begriffs *Überlebendensyndrom* zu bedenken, dass dieser in Ermangelung einer angemessenen Diagnose behelfsmäßig von Niederland (1980) als Ergebnis der vielen Gespräche eingeführt worden war, die er und andere in den 1950er- und 1960er-Jahren aus Anlass der Entschädigungsleistungen geführt hatten. Dieser spezifische historische Kontext sei zu bedenken. Dennoch habe das Konzept des Überlebendensyndroms sich wenig hinterfragt zu einer diagnostischen Kategorie entwickelt. Die angenommene Faktizität der transgenerationalen Weitergabe beinhalte, so Ornstein, die Annahme eines psychologischen Profils der Überlebenden in ihrer Elternrolle als einer homogenen Gruppe mit ähnlichen oder sogar gleichen und erheblichen Einschränkungen ihrer elterlichen Fähigkeiten. Die Kinder dieser Eltern seien nun Erwachsene und hätten begonnen, diese Annahmen zu hinterfragen. Sie fühlten sich persönlich betroffen von den Konsequenzen dieser Generalisierungen. Die meisten Fragen stellten sich bezüglich der verwendeten Daten und deren Erhebung. Vermehrt seien nun Studien mit Kontrollgruppen und Kontrollvariablen, wie kulturelle Faktoren oder der Einwanderungssituation, durchgeführt worden. In diesen Studien fanden sich keine signifikanten Unterschiede in der Psychopathologie zwischen Kindern Überlebender und Kontrollgruppen.

Nach Sichtung und Durcharbeitung psychoanalytischer Texte zu Kindern von Überlebenden, die zwischen 1967 und 2003 erschienen waren, kommt Robin Pollack Gomolin (2019) zu einer ähnlichen Kritik. So sei bereits in frühen Texten zur zweiten Generation eine Gewissheit über die transgenerationale Weitergabe entstanden, die nicht mehr hinterfragt wurde. Es sei eine Zirkularität in der Zitierung von Texten festzustellen, während kritische Texte nicht zur Kenntnis genommen worden seien. Es seien sowohl für die Folgen des Extremtraumas als auch für die transgenerationale Weitergabe typische Dynamiken postuliert worden, denen wiederum Symptome der Kinder von Überlebenden zugeordnet worden seien. Da die Traumatisierung in der ersten Generation unterschiedlich war, würde man, so Gomolin, in den Fallberichten ein Spektrum an Folgen und Symptomen erwarten, was aber kaum der Fall sei, egal, ob es sich um Kinder von Partisanen, von in Verstecken Überlebenden, von Geflüchteten oder von Konzentrationslager-Überlebenden handelte. Und schließlich sei die Zahl der tatsächlich behandelten Fälle unklar.

Hellmuth Freyberger et al. (2019, S. 122) stellen in ihrer Übersicht zur transgenerationalen Traumaweitergabe fest, dass die »vielleicht auch etwas unkritische Annahme dieser, die sich […] nicht so leicht empirisch untermauern lässt«, auch als konstruktiver Prozess zwischen den Generationen zu verstehen sei. Die epidemiologischen Studien und Metaanalysen werden hier zum ausschlaggebenden Argument. Mit Bezug auf dieselben Studien kommen Sue Grand und Jill Salberg (2022) zum gegenteiligen Schluss. Die Befunde zu Überlebenden des Holocaust und der zweiten sowie dritten Generation sehen sie als Beleg für eine transgenerationale Weitergabe an. Irit Felsen (2017) fasst den

Kenntnisstand so zusammen: Der Holocaust-Hintergrund sei als Risikofaktor für erhöhte Schwierigkeiten in verschiedenen Bereichen anzusehen. Die Unterschiede zeigten bei den Nachkommen der Überlebenden ein psychologisches Profil von Vulnerabilitäten und Stärken, aber keine Psychopathologie.

Bereits in den psychoanalytischen Texten zu den Folgen des Holocaust in der ersten Generation finden sich Annahmen, die immer wieder rezipiert werden. Dies gilt beispielsweise für die angenommene Identifikation mit dem Aggressor, die manische Abwehr von Trauer oder auch den Konkretismus und die fehlende Fantasiefähigkeit. Die Tendenz zur Pathologisierung lässt sich auch an der Bewertung der Namensgebung aufzeigen. Die Namensgebung nach verstorbenen Verwandten wird in verschiedenen Texten zur zweiten Generation als besondere Belastung erwähnt und mit der Rolle des Ersatzkindes verbunden. Ornstein (1985, S. 102 Fußnote) merkt dazu an, dass es sich dabei um eine alte jüdische Tradition handele. Ein Kind nicht nach den verstorbenen Familienmitgliedern zu nennen, würde nicht nur eine Verneinung ihres Todes, sondern darüber hinaus bedeuten, dass sie nie existiert hätten. Ähnlich beschreibt Steinberg (2017) eine Erinnerung aus dem Jahr 1934 in Polen, als er von der Schwangerschaft seiner Mutter erfährt:

> »… mit einem stolzen Lächeln sagte er [der Vater], dass Mama und er einen Namen für das Baby suchten. ›Weißt Du, Mendel,‹ erklärte er ›es ist jüdischer Brauch, den Kindern den Namen eines verstorbenen Familienmitglieds zu geben. So ehren und verewigen wir diesen Namen‹« (ebd., S. 4).

Für die Kinder der Überlebenden, die emotional in den Holocaust hineingeboren wurden (auch wenn sie rein zeitlich betrachtet danach geboren wurden), für die es keine Erinnerung an eine Zeit davor gibt, handelt es sich nicht mehr nur um einen jüdischen Brauch, sondern für sie hat sich der Holocaust in gewisser Weise in den Brauch eingeschrieben. Viele tragen die Namen ermordeter Familienmitglieder, die nicht beerdigt werden konnten, die in den Krematorien von Auschwitz, Treblinka oder anderen Vernichtungslagern verbrannt wurden, in einem unbekannten Massengrab liegen oder »verschwunden« sind. Die Bräuche und Traditionen waren für die meisten Überlebenden alles, was ihnen noch geblieben war von ihrem Leben vor dem Holocaust. Sie waren Teil ihres Lebenswillens und ihrer Identität. Daran anzuknüpfen bedeutete auch, sich gegen den Genozid zu stellen, jüdisches Leben weiterzuführen und wiederaufzubauen. Die Tradition der Namensgebung ist ein Teil davon.

Für Traumata, bei denen nicht der Einzelne das Ziel ist, sondern die soziale Gruppe, wurde der Begriff des Sozialen Traumas eingeführt (Hamburger et al., 2022; Calarasanu et al., 2023). Dieser Begriff umfasst laut Andreas Hamburger (2022) posttraumatische Störungen, die durch Völkermord oder organisierte gesellschaftliche Gewalt verursacht werden. Der Begriff des sozialen Traumas bezieht die Auswirkungen auf die Familien, die soziale Gruppe und ihre Strukturen oder auch gruppenübergreifende Prozesse ein. Im Gegensatz zu individuellen Traumatisierungen, bei denen die Eltern ihre Probleme an die Kinder weitergeben, wie die Bindungsforschung zeigen konnte, sei das traumatisierende Ereignis Teil des sozialen Umfelds.

Tihamér Bakò und Katalin Zana (2018) sprechen von der *transgenerationalen Atmosphäre*, die sie als möglichen Weg der Traumaweitergabe ansehen. Es gibt keinen Weg, der atmosphärischen Präsenz des Holocaust zu entkommen. Dies betont auch das Bild des *radioaktiven Fallouts* (Gampel, 2020), dies greift das Konzept des *Szenischen Erinnerns* auf und wird von Dori Laub et al. (1995) als *Zweiter Holocaust* beschrieben. Andere greifen den von Sigmund Freud (1913) geprägten Begriff der *Gefühlserbschaft* in diesem Zusammenhang auf (vgl. Moré, 2013). In diesem Sinne sind alle Nachkommen eines genozidalen oder sozialen Traumas betroffen, ohne dass jedoch die Kriterien einer klinischen Diagnose zutreffen.

Eine Teilgruppe der Überlebenden und ihrer Nachkommen leidet unter klinisch bedeutsamen Symptomen mit teils typischen Konflikten und Psychodynamiken auch in der transgenerationalen Weitergabe. Die Eltern werden als depressiv, misstrauisch und Schuldgefühle induzierend beschrieben. Viele neigen zur Überbehütung und zur Überforderung der Kinder. Es besteht eine übermäßige Ängstlichkeit gegenüber realen oder fantasierten Gefahren und aufgrund ihrer Unfähigkeit, Trennungen auszuhalten, blockierten sie häufig die persönliche Entwicklung und den Erfolg ihrer Kinder. Viele Autoren stellen außerdem fest, dass die Kinder den Platz verlorener Verwandter einnehmen und für die Eltern eine nährende und Lebenssinn stiftende Funktion erfüllen sollten. Die Kinder geraten in die Parentifizierung, fühlen sich für das Wohlergehen der Eltern verantwortlich und sind in ihrer Autonomie-Entwicklung eingeschränkt oder blockiert. Trennungswünsche gegenüber den Eltern werden schuldhaft erlebt. Die vorgestellten klinischen Konzepte des Teleskoping (Faimberg), des leeren Kreises (Laub) oder der Transposition (Kestenberg) wurden in der psychoanalytischen Praxis entwickelt und beschreiben transgenerationale Mechanismen der Traumaweitergabe (siehe dazu das Kapitel »Der Holocaust in der zweiten Generation«).

Es ist vermutlich sinnvoll, von einem Kontinuum auszugehen mit unterschiedlichen Schweregraden der psychischen Belastungen und Symptome, weniger von einer eindeutigen Trennung zwischen klinisch und nicht-klinisch. Dies gilt um so mehr, da eine erhöhte Stressanfälligkeit für die zweite und dritte Generation als nachgewiesen gelten kann. Spezifische Entwicklungsanforderungen, kritische Lebensereignisse oder die steigende Abhängigkeit im Alter können zu psychischen Krisen führen, die unbewusste traumatische Anteile (re)aktivieren können. Kurt Grünberg und Friedrich Markert (2013) sprechen von den Abspaltungen, Abkapselungen und dissoziierten Teilen, die in tieferen Schichten der Psyche vergraben seien. Dies führe zu einem labilen Zustand, in dem jederzeit die Gefahr bestehe, dass vorbewusste Anteile durch äußere Reize angestoßen werden und Vergrabenes, Abgekapseltes oder Abgespaltenes drohe, ins bewusste Erleben einzubrechen. Diese Einbrüche des Traumas finden vor allem in den nahen zwischenmenschlichen Beziehungen statt und werden szenisch wiedererlebt und weitergegeben.

Kinderanalysen bieten Einblicke in die Eltern-Kind-Beziehung, hier können Informationen zugänglich werden, die sich auf die frühe Kindheit der kleinen Patienten beziehen – beispielsweise über den Umgang der Mutter mit dem Körper ihrer Tochter, wie von Rose Ahlheim (1985) beschrieben. In der psychotherapeutischen Behandlung Erwachsener stehen solche Informationen in der Regel nicht zur Verfügung, vor allem nicht über das Säuglings- und frühe Kleinkindalter. Das autobiografische Gedächtnis reicht nicht in die frühe Zeit zurück. Eltern verleugnen oder verschweigen aus Scham und Schuldgefühlen schwieriges, ambivalentes oder aggressives Verhalten gegenüber ihren Kindern. Dieses hat dennoch seinen Niederschlag in der Psyche der Kinder gefunden, im impliziten Gedächtnis, in Körpersensationen oder unsinnig scheinenden Verhaltensweisen. Es gibt Hinweise darauf, dass auch für die frühe Lebenszeit ein szenisches Erinnern möglich ist (siehe hierzu Coates, 2018). Die Frage des Verhältnisses von innerer und äußerer Realität ist häufig nicht zu klären. Dennoch sollte die Möglichkeit von gewaltsamen Einschreibungen in den kindlichen Körper durch die Eltern bedacht werden. Die klinischen Erfahrungen mit Angehörigen der zweiten und dritten Generation der Holocaust-Überlebenden verweisen auf innerfamiliäre Mechanismen der transgenerationalen Weitergabe, die sich zu einem breiten Forschungsfeld in der empirischen Säuglingsforschung und der Entwicklungspsychopathologie entwickelt haben.

Dass die überwiegende Mehrheit der Angehörigen der zweiten und dritten Generation keine klinischen Auffälligkeiten zeigt, führt zu der Frage nach den Faktoren und Bedingungen, die Resilienz fördern. In der Literatur wurde schon früh die gute Mutter- oder auch Eltern-Kind-Beziehung als wesentlicher Schutzfaktor benannt. Für die meisten Familien der Holocaust-Überlebenden gilt, dass die Familie der sichere Ort war und ist, während die Welt draußen bedrohlich ist und vernichtend werden kann. Eine weitere wichtige Ressource ist vermutlich die grundlegende Haltung des »Ja zum Leben«, die tief in der jüdischen Kultur verankert ist.

Das von Aaron Antonovsky (1997), einem israelischen Medizinsoziologen, entwickelte Modell der *Salutogenese* hatte seinen Ausgangspunkt in der Feststellung, dass 29 Prozent der Holocaust-Überlebenden, die Teilnehmerinnen einer Untersuchung zum Klimakterium waren, eine gute psychische und physische Gesundheit zeigten. »Den absolut unvorstellbaren Horror des Lagers durchgestanden zu haben, anschließend jahrelang eine deplatzierte Person gewesen zu sein und sich dann ein neues Leben in einem Land neu aufgebaut zu haben, das drei Kriege erlebte … [sic!] und dennoch in einem angemessenen Gesundheitszustand zu sein!« (Antonovsky, 1997, S. 15), wie war das möglich? Diese Frage bildete den Ausgangspunkt des salutogenetischen Modells: Was hält Menschen gesund? Antonovsky identifizierte eine Haltung zum Leben, die er als *Kohärenzsinn* (*Sense of Coherence*, Abk. SOC) bezeichnete, mit den drei Bestandteilen »Verstehbarkeit, Handhabbarkeit und Bedeutsamkeit« als wichtigsten Faktor für Resilienz.

Die bisher gewonnenen Erkenntnisse aus den Untersuchungen von Holocaust-Überlebenden und ihren Nachkommen bieten Anknüpfungsmöglichkeiten auch für andere soziale Traumata. Inzwischen liegen beispielsweise Untersuchungen vor zu transgenerationalen Auswirkungen von Sklaverei und Apartheid (Gobodo-Madikizela, 2021), von Genoziden, von Flucht und Vertreibung (vgl. Moré, 2022) sowie von der Bedeutung nicht bewältigter Migrationserfahrungen in der Elterngeneration, die in den Lebensgeschichten der Kinder weiterwirken (King, 2016). Die Wichtigkeit von Zeugenschaft und deren empathische Begleitung hat sich in der Arbeit mit Geflüchteten, die ethnischen Säuberungen entkommen konnten, als hilfreich erwiesen (Laub & Weine, 1994). Das Verständnis von sequentiellen Traumatisierungen (Keilson, 2005) bietet im Bereich der Flüchtlingshilfe und im Kinder- und Gewaltschutz Anknüpfungsmöglichkeiten. Die Wichtigkeit gesellschaftlicher Anerkennung des erlittenen sozialen Unrechts für die individuelle Bewältigung wurde in verschiedenen Studien belegt und gewinnt zunehmend Beachtung.

Ich habe hier nur einige ausgewählte Aspekte dessen, was in der Tätergesellschaft an die Kinder weitergegeben wurde, aufgegriffen: Schweigen ist bei den Tätern vor allem ein Verschweigen und die Schutzfunktion wird in den Fantasien der Kinder deutlich, die bei Illoyalität um ihr Leben fürchten. Je umfassender das Verschweigen der Vergangenheit ist, desto geschlossener ist das Familiensystem. Weitergegeben wird von den Täter-Eltern vor allem ihre abgewehrte und verleugnete Schuld. Sie stellen sich als Opfer dar und erwarten von ihren Kindern Mitgefühl und Loyalität. Strafen, Liebesentzug bis hin zur Verstoßung bleiben für die Kinder unverständlich und es entsteht in ihnen ein Gefühl, etwas falsch gemacht zu haben, schuldig zu sein. Über diese Wege findet eine Tradierung von Täteranteilen zwischen den Generationen statt. Die Kinder erleben die tradierten Gefühle der Eltern als fremd, können sie aber nicht als von den Eltern verschobene Gefühle erkennen. Sie sind gleichermaßen bewusst wie unbewusst. Dies betrifft auch den introjizierten elterlichen Hass. Dieser Hass wiederum kann externalisiert werden und sich als Zerstörungsbereitschaft gegen andere richten oder als Selbsthass nach innen gerichtet werden.

Was dabei deutlich geworden sein sollte, ist zum einen das sehr unterschiedliche Ausmaß, mit dem von einer Traumatisierung und deren Weitergabe gesprochen werden kann (es gab auch emotional zugewandte Eltern, die der nationalsozialistischen Erziehungsideologie nicht folgten), zum anderen, dass die Qualität der Traumatisierungen eine ganz andere ist. Selbst wenn es eine Vergleichbarkeit der Symptomatik der zweiten und dritten Generation der Überlebenden mit derjenigen der Nachkommen der Täter geben sollte, sind die Gründe und Bedeutungen fundamental unterschiedlich. Systematisch erforscht sind die möglichen transgenerationalen Auswirkungen der Traumatisierungen der Täter-Kinder noch wenig. Sicher scheint mir aber ein fundamentaler Unterschied: Für die Nachkommen der Täter ist die Familie kein sicherer Ort, sondern voller diffuser Bedrohungen und Geheimnisse bei gleichzeitiger Einforderung von Loyalität. Hier erscheint die Welt außerhalb der Familie eher als ein möglicher guter Ort, während die Familien nicht selten zerrüttet und voller Feindseligkeit sind.

Transgenerationale Weitergabe in der Familie

In der Forschung zu den Nachkommen der Holocaust-Überlebenden wurden verschiedene Wege der transgenerationalen Weitergabe identifiziert: die innerfamiliäre, die soziale und die gesellschaftliche. Die psychischen Prozesse, die innerfamiliär als wesentlich für die intergenerationale Weitergabe identifiziert wurden, sollen in diesem Abschnitt mit teilweise parallel verlaufenden Forschungen und Theorieentwicklungen wieder aufgegriffen und mit diesen verbunden werden. Diese Entwicklungen, zu der die Deprivationsforschung oder Forschungen zur Entwicklung im Lebensverlauf – wie die Längsschnittstudie von Emmy Werner und R.S. Smith (1992, 2001) – zählen, können aus heutiger Perspektive als Vorarbeiten und Bausteine eines transgenerationalen Verständnisses angesehen werden, auch wenn dieser Begriff von den Autoren selbst noch nicht verwendet wurde. Diese empirischen Studien, die mit einem anspruchsvollen Methodenmix aus quantitativen und qualitativen Forschungsansätzen durchgeführt wurden, haben wichtige – und bis heute teilweise noch wenig bekannte – Ergebnisse erbracht, die für die transgenerationale Weitergabe und deren Veränderung von erheblicher Bedeutung sind. Daher beginne ich diesen Abschnitt mit der Darstellung dieser Forschungen.

Da die innerfamiliäre Weitergabe von Traumata, von Verleugnungen und auch von Ressourcen nicht »störungsspezifisch« ist und die wesentlichen Mechanismen der Weitergabe sich auf unterschiedliche bewusste, vorbewusste und unbewusste Inhalte beziehen können, habe ich mich für eine Darstellung der als wesentlich identifizierten Mechanismen entschieden. In die Darstellung der einzelnen Mechanismen der transgenerationalen Weitergabe beziehe ich jeweils unterschiedliche Belastungen, Traumata oder familiäre Problemlagen ein. Deshalb gibt es keinen Abschnitt zu beispielsweise sexuellem Missbrauch oder zu Flucht und Migration, sondern entsprechende Bezugnahmen auf diese Themen in den jeweiligen Darstellungen verschiedener Wege der Weitergabe.

Von der Deprivationsforschung zur Entwicklungspsychopathologie

Anfang der 1940er-Jahre machten René Spitz (1996) und die Kinderanalytikerin Katherine Wolf umfangreiche Beobachtungsstudien. Spitz' Anliegen war es, eine Entwicklungszeit verstehbar zu machen, die durch die übliche psychoanalytische Methode nicht zugänglich ist. Wolf kannte Spitz bereits aus Wien. Sie hatte dort bei Charlotte Bühler an den Entwicklungstests für die frühe Kindheit mitgearbeitet, 1930 zum Thema der Entwicklungstests und ihrer Realisierung promoviert und bereits 1934 gemeinsam mit Hildegard Durfee einen Text publiziert, in dem sie die Bedeutung emotionaler Zuwendung und sozialer Interaktion betont (vgl. Rowold, 2019).

Die gemeinsamen Beobachtungsstudien von Wolf und Spitz fanden unter verschiedenen Rahmenbedingungen (Säuglings- und Findlingsheime, Familien, Pflegestellen, Entbindungsstationen, ein »Indianerdorf«) statt, in denen es ihnen um die Erforschung der frühen Entwicklung und vor allem der frühen Entwicklung der Mutter-Kind-Beziehung ging. Die Kinder im Findelhaus, die aufgrund des geringen Personalschlüssels kaum emotionale Zuwendung erhielten und gegen Außenreize weitgehend abgeschirmt wurden, zeigten im Zeitverlauf zunehmend Symptome, die Spitz und Wolf (1946) als *anaklitische Depression* bezeichneten. Hielt die Trennung von der Mutter nicht mehr als drei Monate an, waren die eingetretenen Entwicklungsauffälligkeiten voll reversibel. In einem Übergangszeitraum von zwei weiteren Monaten genasen die Kinder nach Rückkehr der Mutter ebenfalls noch weitgehend. Nach fünf Monaten »änderte sich die Symptomatik von Grund auf und scheint mit dem prognostisch ungünstigen Syndrom zu verschmelzen, was ich als ›Hospitalismus‹ […] bezeichnet habe« (Spitz, 1996, S. 285).

Der Begriff des *Hospitalismus* wurde bereits in der zweiten

Hälfte des 19. Jahrhunderts mit Bezug auf die Säuglingssterblichkeit verwendet, allerdings ging es dabei vor allem um eine Verbesserung der Hygiene, der Infektionsverhinderung und um Fragen der Ernährung (vgl. Rowold, 2019). Ab Anfang des 20. Jahrhunderts wurde Hospitalismus verstärkt auf die Betreuungsbedingungen und deren gesundheitliche Folgen bezogen. Der Kinderarzt Meinhard von Pfaundler (1909) beschreibt das Krankheitsbild bereits ähnlich, fand aber wenig Beachtung unter seinen Kollegen.

> »Hier [in Anstalten für Säuglinge, die unzureichendes Pflegepersonal haben] verfallen die Kinder oft einem als ›Hospitalismus‹ bezeichneten Übel. Die Reaktion der Unruhe auf das Sichselbstüberlassensein hört da nach Tagen bis Wochen allmählich auf und dann setzt ein langsam fortschreitender Verfall ein, dessen Zeichen fast die ganze Pathologie des ersten Lebensjahres einschließen können« (ebd., S. 317f.).

Auch John Bowlby (1940, 1959), John Bowlby et al. (1952) sowie James und Joyce Robertson (1975) befassten sich ab den 40er-Jahren mit der Bedeutung der Mutter-Kind-Beziehung und den Auswirkungen von Trennungen auf die kindliche Entwicklung. Die Filmaufnahmen von Spitz und Wolf und von den Robertsons sind noch heute beeindruckende Dokumente dieser Arbeit, die wesentlich dazu beitrug, die Kinderbetreuungskonzepte vor allem im Hinblick auf die als lebenswichtig erkannte emotionale Zuwendung und Bindungssicherheit zu verbessern, auch wenn dies teilweise Jahrzehnte dauern sollte. Schließlich fallen auch Donald W. Winnicotts erste Arbeiten zur frühen Entwicklung in diesen Zeitraum. Gemeinsam ist allen diesen Autoren, dass sie in Kinderheimen, Kinderkliniken oder in der Rolle als Kinderarzt die Mutter-Kind-Beziehung direkt beobachten konnten und dabei sehr aufmerksam und einfühlsam die Bedürfnisse der Kinder wahrnahmen. Die Bindungstheorie und die empirische Säuglingsforschung haben sich seit dieser Zeit zu fruchtbaren Forschungsfeldern entwickelt.

Parallel zu diesen psychoanalytischen Forschungen wuchs in der allgemeinen Entwicklungspsychologie das Interesse an Risiko- und Schutzfaktoren der psychischen Entwicklung. Emmy

Werner war eine der ersten, die 1955 eine umfangreiche und über vierzig Jahre dauernde Längsschnittstudie begann. In die Studie wurden alle 698 Kinder, die 1955 auf der zu Hawaii gehörenden Insel Kauai geboren wurden, aufgenommen. Ein Fokus der Studie lag auf der Bedeutung von Geburtstraumata und deren Auswirkungen für das spätere Leben. Bereits die frühen Auswertungen zeigten, dass die Familienstabilität und der sozioökonomische Status wesentlichen Einfluss darauf hatten, ob sich zwanzig Monate nach der Geburt noch deutliche Auswirkungen des Geburtstraumas zeigten. Etwa 30 Prozent der Kinder galten als mehrfach belastet durch biologische und psychosoziale Risikofaktoren wie psychische Erkrankungen der Eltern, häusliche Streitigkeiten und Alkoholismus. 129 Kinder, die vier oder mehr Risikofaktoren erlebten, entwickelten bis zum 10. Lebensjahr Lernschwierigkeiten oder Verhaltensauffälligkeiten und die Probleme steigerten sich zum 18. Lebensjahr zu delinquentem Verhalten und psychischen Störungen; bei den Mädchen gab es deutlich häufiger Schwangerschaften bereits als Teenager.

Dennoch: Ein Drittel dieser Hochrisikokinder »entwickelten sich zu kompetenten, selbstsicheren und fürsorglichen Erwachsenen, und keines hatte ernsthafte Lern- oder Verhaltensprobleme entwickelt« (Grossmann, 2003, S. 20). Als wichtigste Schutzfaktoren konnten neben den kindlichen Variablen wie Temperament und Intelligenz die elterliche Kompetenz und das Fürsorgeverhalten (insbesondere der Mütter) identifiziert werden, wie auch die soziale Unterstützung in der Familie, Nachbarschaft, Schule und Gemeinde. Wichtige Bezugspersonen, die Vertrauen und Autonomie dieser Kinder und Jugendlichen förderten, waren die Großeltern, ältere Geschwister, Nachbarn, die sich kümmerten, Lehrer, die als Vorbilder und Berater dienten, sowie enge Freunde, Sozialarbeiter der Jugendhilfe und später auch die Beziehungspartner. Der Glaube und die religiöse Gemeinschaft waren für einige ebenfalls eine wichtige Unterstützung (Werner & Smith, 1992, S. 199). Diese Schutzfaktoren erwiesen sich als bedeutsamer für die Entwicklung als spezifische Risikofaktoren oder kritische Lebensereignisse.

Die Follow-up-Untersuchungen im Alter von 31 und 40 Jahren zeigten, dass in der dritten und vierten Lebensdekade eine »Öffnung für Möglichkeiten« (Werner & Smith, 2001, S. 168) zu

Wendepunkten im Leben von Teenagermüttern, den ehemals delinquenten Jugendlichen oder denjenigen mit psychischen Problemen oder Lernbehinderungen führte. Hier waren die wirkmächtigsten Faktoren die Aus- und Weiterbildung an einem Community College (eine in den USA verbreitete Hochschulform mit niedrigschwelligem Zugang zu Ausbildungsgängen oder den ersten zwei Jahren eines Bachelorstudiengangs), Kompetenzen, die im Rahmen des Dienstes bei den Streitkräften erworben wurden, eine stabile Partnerschaft, Erholung von lebensbedrohenden Erkrankungen oder Unfällen sowie Psychotherapien. Die Studiendauer von über vierzig Jahren verleiht diesen Ergebnissen einen besonderen Stellenwert. Auf einen kürzeren Zeitraum angelegte Längsschnittstudien von zum Beispiel Michael Rutter (2006), Radke-Yarrow et al. (1992), Weissmann et al. (2006) oder die Mannheimer Risikokinder-Studie (Laucht, 2003) konnten die gefundenen Ergebnisse im Wesentlichen bestätigen.

Das Verständnis psychischer Erkrankungen oder Störungen erweiterte sich und führte zu der neuen Disziplin der *Entwicklungspsychopathologie*. Die Etablierung der Entwicklungspsychopathologie datiert Alan L. Sroufe (2009) auf 1984, als in einem Sonderheft der Zeitschrift *Child Development* diese Perspektive erstmalig umfassender formuliert wurde. »Um die Ursachen und die Entwicklung von Psychopathologie zu verstehen, müssen wir die individuelle Entwicklungsgeschichte verstehen« (ebd., S. 180, Übersetzung S. D.-H.). Eine Vielzahl von Studien habe deutlich machen können, wie wichtig ein komplexeres Verständnis von Entwicklungsprozessen ist. Über das Zusammenspiel von Risiko- und Schutzfaktoren sei schon einiges bekannt, ebenso über die Prozesse, die der Entwicklung von Vulnerabilitäten und Resilienz zugrunde liegen. Andere Studien zeigten, dass die Faktoren, die eine Störung auslösen, andere sein können als diejenigen, die zur Aufrechterhaltung der Störung beitragen, und dass Probleme (wie Depressionen), die in der Kindheit und im Erwachsenenalter ähnlich scheinen, dennoch verschiedene Störungen darstellen können, da sie unterschiedliche Vorläufer und/oder Auswirkungen haben. Dasselbe Risiko kann zu verschiedenen Problemen führen (Multifinalität) und verschiedene Entwicklungslinien können zu demselben Problem führen (Äquifinalität). Multidisziplinäre Zugänge und entwicklungspsychologische Langzeitstudien, die die Entwicklungsprozesse abbilden, sind wesentlich für die Entwicklungspsychopathologie.

Sroufe selbst war wesentlich an der Konzeption, Umsetzung und Auswertung der »Minnesota-Studie« (Sroufe et al., 2005) beteiligt, die mit den theoretischen und methodischen Vorarbeiten in den 1970er-Jahren begann und 250 Kinder, die in Armut geboren wurden, beginnend während der Schwangerschaft und seit nun über vierzig Jahren begleitet. Nach vierzig Jahren sind noch immer 170 der ursprünglichen 250 Kinder Teil der Studie. In dieser Studie wurden differenzierte Beobachtungsmethoden und eine aufwendige Bindungsdiagnostik einbezogen, um die vielfältigen Einflüsse und die je individuellen Kinder und Familien zu untersuchen. Im Kontext der transgenerationalen Weitergabe interessant sind Ergebnisse wie dieses:

> »Wir haben zum Beispiel festgestellt, dass sich anhand von Messungen des elterlichen Verhaltens in den ersten drei Lebensjahren des Kindes – lange vor Schulbeginn – mit 77-prozentiger Genauigkeit vorhersagen ließ, welche dieser Kinder schließlich die Schule abbrechen würden. […] Ob Kinder glauben, dass sie wertvoll sind, dass sie Probleme erfolgreich lösen können, dass sie wirksam handeln können und dass sie nötigenfalls Hilfe anderer in Anspruch nehmen können, sind allesamt Überzeugungen, die sich lange vor der Einschulung herausbilden, und diese Merkmale sind offenbar von entscheidender Bedeutung« (Sroufe, 2022, S. 81).

Mögliche andere Einflussfaktoren wurden sorgfältig untersucht und konnten in ihrer Bedeutung als nachrangig oder unbedeutend eingeordnet werden. Ein anderes Beispiel sind die Kinder, die die Diagnose ADHS erhielten. Für Sroufe ist es nicht erstaunlich, dass man bei der Untersuchung der Physiologie und Hirnaktivität dieser Kinder Zusammenhänge zwischen neurologischen Aktivitäten und dem Verhalten findet. Wie sollte es anders sein? Aber beide könnten das Ergebnis von Erfahrung sein. Weder anhand des frühkindlichen Temperaments, der pränatalen Versorgung und des neurologischen Status des Neugeborenen ließ sich eine ADHS-Prognose stellen noch anhand eines der Gene, die mutmaßlich ADHS hervorrufen.

> »Hingegen stellten wir fest, dass der Grad der familiären Stressbelastung, ein Mangel an sozialer Unterstützung und verschiedene Fürsorgemuster (vor allem intrusive, überstimulierende Interaktionsformen, die bereits im Alter von sechs Monaten einsetzten) durchaus Prädiktoren für ADHS waren« (Sroufe, 2022, S. 83).

Die Kinder entwickelten ADHS als Reaktion auf ihre Lebensumstände. Bindungsmuster der Kinder zeigten sich in der Minnesota-Studie in den ersten zwei Jahren als veränderungsfähig. Zwar zeigten die meisten Kinder, die im Alter von zwölf Monaten als unsicher gebunden galten, auch mit 18 Monaten ein unsicheres Bindungsmuster. Einige Kinder hatten aber inzwischen ein sicheres Bindungsmuster entwickelt. Der stärkste Einflussfaktor für diese Veränderung war eine Verringerung der familiären Stressbelastung. Eltern, die weniger Stress erleben, können feinfühliger auf ihre Kinder eingehen, die dadurch mehr Sicherheit gewinnen. Viele Kinder mit unsicherer Bindung in der frühen Kindheit zeigten auch Verhaltensprobleme im Kindergarten oder in der Vorschule, einige jedoch nicht. Hier war der stärkste Einflussfaktor ein Anwachsen der sozialen Unterstützung, die den Eltern in der Zwischenzeit zur Verfügung stand.

Diese Ergebnisse machen deutlich, wie wichtig gesellschaftliches Handeln zur Unterstützung von hoch belasteten Familien ist, um die transgenerationale Weitergabe zu reduzieren. Die empirisch-epidemiologische Forschung zu den Folgen von Kindheitsbelastungen (*Adverse Childhood Experiences*, ACE), die sich in den letzten zwanzig Jahren zu einem produktiven Forschungsfeld entwickelt hat, konnte diese Erkenntnisse bestätigen und weiter differenzieren (siehe beispielsweise Felitti et al., 2007; Bellis et al., 2019; Witt et al., 2019).

Die Gefahr einer transgenerationalen Weitergabe von Misshandlungserfahrungen der Eltern an ihre Kinder wird über verschiedene Studien hinweg auf etwa 30 Prozent geschätzt, wobei die Studienlage methodisch und ergebnisbezogen heterogen ist. Körperliche Misshandlung kann an die folgende Generation als ebensolche weitergegeben werden, aber auch in geringerem Ausmaß als Vernachlässigung oder sexueller Missbrauch (Berzenski et al., 2014). Sexuell missbrauchte Väter stehen eher in

Gefahr, selbst zu Tätern gegenüber ihren Kindern zu werden, während Mütter, die als Kind sexuell missbraucht wurden, weniger zu Täterinnen werden, aber ihre Kinder schlechter schützen (können) und die Kinder daher ebenfalls ein erhöhtes Risiko haben, Opfer sexuellen Missbrauchs zu werden. Nach aktueller Forschungslage gibt es verstärkte Evidenz dafür, dass emotionaler Missbrauch von Kindern die schädlichste Form der Misshandlung ist (Berzenski & Yates, 2010) und mit der Weitergabe an die nachfolgende Generation höher korreliert als andere Misshandlungsformen. Die Auswirkung von Gewalterleben auf Kinder ist massiv: In Stichproben mit misshandelten Kindern wurden bis zu 80 Prozent »als desorganisiert/desorientiert klassifiziert« (Main, 1999, S. 129).

Die psychoanalytischen Forschungen in den 1940er- und 1950er-Jahren zeigen, wie wichtig eine emotional zugewandte Beziehung für die Entwicklung der Kinder ist. Wird ihnen diese vorenthalten, verkümmern sie. Die Wichtigkeit der frühen Mutter-Kind-Beziehung wurde in verschiedenen Längsschnittstudien bestätigt und erwies sich als einer der wichtigsten Faktoren für die Resilienz von Hochrisikokindern, denen dadurch eine weitgehend normale Entwicklung möglich war. In den Studien zur zweiten Generation der Holocaust-Überlebenden wurde eine intakte Eltern-Kind-Beziehung als eine mögliche Erklärung für die in Studien gefundene geringe Psychopathologie in dieser Generation genannt.

Ein weiteres wichtiges Ergebnis der entwicklungspsychologischen Längsschnittstudien ist die Bedeutung familiärer Belastungen und sozialer Unterstützung, die das bei Kindern vorherrschende frühe Bindungsmuster beeinflussen können. Je belasteter die Eltern sind, desto höher ist das Risiko, dass die Eltern-Kind-Beziehung als Schutzfaktor nicht zur Verfügung steht oder sogar selbst zu einem Risiko für die Kinder wird. Transgenerationale Forschungsansätze der Entwicklungspsychopathologie zeigen eine Weitergabe von Misshandlungs- und Missbrauchserfahrungen in der Kindheit der Eltern an ihre Kinder, wobei die weitergegebene Misshandlungsform variieren kann. Die mögliche Weitergabe elterlicher Belastungen an die Kinder wird sowohl von innerfamiliären Faktoren, dem Netzwerk der sozialen Unterstützung, aber auch gesellschaftlichen Ressourcen und Unterstützungsangeboten beeinflusst.

Im Folgenden geht es nun um die Mechanismen der Weitergabe *in* den Beziehungen und die Fragen, welche Abstimmungs- und Regulierungsprozesse, welche Identifizierungen und Rollenzuweisungen zwischen Eltern und Kindern die Träger der transgenerationalen Weitergabe sind.

Transgenerationale Mechanismen in der Eltern-Kind-Beziehung

Die frühe Mutter-Kind-Beziehung, die frühe Pflegeperson-Kind-Beziehung sowie andere einfühlsame und unterstützende Beziehungen gelten als wichtigste Ressource für Kinder, um mit Belastungen unterschiedlichster Art umgehen und diese (teilweise) bewältigen zu können. In der Realität sind es auch heute noch bei Weitem überwiegend die Mütter, die die Betreuung der Kinder zumindest in den ersten Lebensjahren hauptverantwortlich übernehmen. Diese Realität bildet sich in den vorliegenden Untersuchungen und Studien entsprechend ab. Dies bedeutet jedoch nicht, dass die mütterliche Position nicht auch von anderen Betreuungspersonen eingenommen werden kann. Die Bedeutung der Väter ist – wenn auch verstärkt im Fokus – insgesamt noch weit weniger untersucht.

Bereits 1942 beschrieben Anna Freud und Dorothy T. Burlingham (1987) aufgrund ihrer Erfahrungen in drei Einrichtungen der Hampstead Nursery in London die Auswirkungen von Elternverlust und Krieg auf die untergebrachten Kinder. Dabei fiel insbesondere auf, dass die Trennung von den Eltern der stärker belastende bis traumatisierende Faktor war als das Miterleben von Bombardierungen, längeren Aufenthalten in Luftschutzkellern oder sogar das Erleben kurzzeitiger Verschüttungen. Solange die Kinder in diesen Situationen mit ihren Eltern – überwiegend mit den Müttern, da die Väter als Soldaten im Krieg waren – zusammen waren, überstanden sie diese Erlebnisse psychisch weitgehend unbeschadet – allerdings in Abhängigkeit von der psychischen Reaktion der Eltern. Je ängstlicher die Eltern waren, desto stärkere Ängste entwickelten auch die Kinder. Solche affektiven Austausch- und Abstimmungsprozesse spielen insbesondere in der frühen Kindheit eine wichtige Rolle für die Entwicklung und gelten als wichtiger Pfad für die transgenerationale Weitergabe von psychischen Belastungen und Traumata.

Frühe Abstimmungs- und Regulierungsprozesse

Bereits kurz nach der Geburt zeigt ein Säugling seine Bereitschaft und Fähigkeit zum Austausch mit Bezugspersonen. So streckt ein Neugeborenes, das den Vater mehrmals die Zunge herausstrecken sieht, nach einem Moment der aufmerksamen Beobachtung ebenfalls die Zunge heraus. Durch diese Fähigkeit zur Imitation kann der Säugling bereits in den ersten Lebenswochen erste Zusammenhänge zwischen eigenem Verhalten und dem Verhalten seines Gegenübers entdecken. Im Normalfall reagiert die Mutter intuitiv angemessen auf die Signale des Säuglings (Papousek & Wollwerth de Chuquisengo, 2003). Intuitiv hält eine Mutter ihr Gesicht in einem Abstand von etwa zwanzig Zentimetern zu dem des Kindes, ein Abstand, in dem der Säugling am schärfsten sehen kann. Sie verwendet eine typische Mimik (gehobene Augenbrauen, geweitete Augen) und spricht in der sogenannten Ammensprache, die sich durch eine erhöhte Stimmlage, einfache Sprache, häufige Wiederholungen und Nachahmung auszeichnet. Die Ammensprache erleichtert dem Säugling seinerseits Nachahmungen und Erprobungen seiner noch geringen Kommunikationsfähigkeiten.

Zu den intuitiven Elternkompetenzen gehören auch die affektiven Regulierungen. Fühlt sich das Kind unwohl und zeigt es dies durch Unruhe, Quengeln oder Schreien, reagiert die Mutter mit Beruhigungstechniken wie Hochnehmen, Wiegen, Singen und Streicheln. Sie vermeidet sowohl Überstimulierung als auch Übermüdung. Zustände der Aufmerksamkeit greift sie positiv auf und ermuntert damit zur Erkundung der Welt. Diese Prozesse der mütterlichen Affektabstimmung (Stern, 2000) können die kindlichen Gefühle verstärken, abschwächen oder umformen und dienen der Herstellung eines emotionalen Gleichgewichts zwischen Mutter und Kind. »Manchmal bedeutet Geborgenheit einfach, gut gehalten zu werden. Sowohl physisch als auch in subtilerer Weise hält die Mutter (die Umwelt) den Säugling zusammen« (Winnicott, 2017, S. 13).

Die in der Bindungstheorie wichtige mütterliche Feinfühligkeit beinhaltet ähnliche Fähigkeiten. Eine feinfühlige Mutter reagiert zeitnah und angemessen auf die Bedürfnisse des Säuglings, was voraussetzt, dass sie die Signale des Kindes aufmerksam wahrnimmt und richtig interpretiert. In Wachphasen bietet sie spielerische Interaktionen an und nimmt sich zurück, wenn sie spürt, dass der Säugling müde wird. Sie passt ihre Stimulation in Intensität und Dauer den Signalen des Kindes an.

Feinfühligkeit verlangt außerdem eine hohe Flexibilität von der Mutter nicht nur in der Einstimmung auf die jeweiligen Bedürfnislagen des Säuglings, sondern auch auf die vor allem im ersten Lebensjahr schnellen Entwicklungsprozesse, die immer wieder auch neue Anpassungsprozesse verlangen (Kreß et al., 2012). Feinfühligkeit und intuitive Elternkompetenzen können durch die Aktivierung des impliziten Beziehungswissens der Mutter (Stern, 2000) sowohl unterstützt wie auch gestört werden, je nach der emotionalen Tönung der implizit gespeicherten, frühen Beziehungserfahrungen der Mutter. Sind diese frühen impliziten Beziehungserfahrungen mit Vernachlässigung oder Gewalt verbunden, können die dazugehörigen Affekte als emotionale Impulse in die Beziehung von Mutter und Kind einbrechen. Das führt zu inkonsistenten und unverständlichen Reaktionen der Mutter, die im Kind Unsicherheiten bis hin zu Bedrohungs- und Vernichtungsgefühlen hervorrufen können. Da der Säugling oder das Kleinkind kognitiv und emotional nicht in der Lage ist, diese zu verarbeiten, sinken sie ins Unbewusste ab und/oder werden im impliziten Gedächtnis gespeichert.

Bereits ein Säugling verfügt über einfache Regulierungsmechanismen – vor allem das Blickabwenden und Nuckeln –, die jedoch ein Gegenüber benötigen, das in der Lage ist, angemessen zu reagieren (Holodynski, 2006). Können Mütter mit dieser Regulierung ihres Säuglings nicht umgehen, weil sie sich beispielsweise durch die Blickabwendung zurückgewiesen fühlen und deshalb mit verstärkter Bemühung um Aufmerksamkeit reagieren, stören sie die Selbstregulierung und erhöhen die Erregung ihres Kindes. Treten solche Fehlregulierungen durch mangelnde Feinfühligkeit der Bezugspersonen regelmäßig auf, gerät das Kind in Stress und Übererregung. Sowohl eine zu geringe als auch eine zu starke Stimulierung haben negative Folgen für die kindlichen Regulierungsfähigkeiten und können außerdem zu einer unsicheren Bindung beitragen.

Die gelingende frühe intersubjektive Affektregulierung zwischen Mutter und Kind ist eine wesentliche Voraussetzung dafür, dass sich später die Fähigkeit zur Mentalisierung entwickeln kann. Besondere Bedeutung kommt der *markierten Affektspiegelung* zu, über die das Kind seine Gefühle und damit sich selbst erfährt. Markierte Affektspiegelung bedeutet: Der Affekt des Kindes wird von der Mutter aufgenommen und diesem – vor allem durch die Mimik, aber auch durch die bereits erwähnte Ammensprache – in übertriebener Weise gespiegelt, wodurch für das Kind spürbar ist, dass dieser Affekt nicht den emotionalen Zustand der Mutter anzeigt. Die markierte Affektspiegelung setzt voraus, dass die Mutter in der Lage ist, die Befindlichkeiten ihres Kindes zu verstehen und damit umzugehen (Fonagy et al., 2004). Mangelnde Feinfühligkeit oder übermäßige emotionale Verstrickung der Mutter, beispielsweise durch ihr wieder aktiviertes implizites Beziehungswissen ihrer eigenen Kindheit, können ein Scheitern des Affektspiegelns verursachen. Das implizite frühe Beziehungswissen kann als Teil dessen, was Selma Fraiberg et al. (1975) als die Gespenster *(ghosts)* im Kinderzimmer bezeichnen, verstanden werden.

Die im impliziten Gedächtnis gespeicherten Niederschläge der emotionalen Abstimmungsprozesse in der frühen Mutter-Kind-Beziehung sieht Robert N. Emde (1983) als den affektiven Kern des Selbst, der ein Selbsterleben ermöglicht und die Basis dafür bildet, die Gefühle anderer zu verstehen und einfühlsam zu sein. Sie bilden die Grundlage für die Entwicklung eines Gefühls von Kontinuität und Sicherheit. Fehlt einem Kind dieses Sicherheitsgefühl, fällt es ihm schwer, mit neuen Erfahrungen umzugehen, weil sie eher Angst machen als Neugier wecken.

Mit der zunehmenden Bewegungsfähigkeit sowie den damit einhergehenden kognitiven, sprachlichen und emotionalen Veränderungen treten Formen der Rückversicherung auf, die unter dem Begriff des *Social Referencing* gefasst wurden (Feinman, 1982). Das Kleinkind, das sich in einer unsicheren oder ihm unbekannten Situation befindet, sucht bei der Bezugsperson nach einem Hinweis zur Einschätzung der Situation. Zur experimentellen Untersuchung des Social Referencing wurde die Versuchsanordnung der visuellen Klippe verwendet (Campos et al., 1978). Krabbelkinder sehen zu ihren Müttern, bevor sie die über einen Abgrund gelegte durchsichtige Scheibe überqueren. Lächeln diese, krabbeln sie weiter. Zeigen die Mütter einen ängstlichen oder besorgten Gesichtsausdruck, überqueren die Kinder die visuelle Klippe nicht, obwohl auf der anderen Seite ein Spielzeug auf sie wartet. Auch andere Personen werden, wenn die Mutter nicht verfügbar ist, von den Kindern im Social Referencing beachtet.

Diese Experimente bestätigen, wie sehr Säuglinge und Kleinkinder die Mutter zur Regulierung und Orientierung in der Welt benötigen. Feinfühligkeit und intuitive elterliche Kompetenzen sind wesentlicher Bestandteil für eine gelingende Affektabstimmung und Affektregulierung in der Mutter-Kind-Beziehung. Die gelingende Affektregulierung ist wichtig für das Selbsterleben und die Entwicklung eines affektiven Kernselbst, zum anderen ist sie Grundlage für die Entwicklung einer sicheren Bindung in der zweiten Hälfte des ersten Lebensjahres und ein wichtiger Baustein der Mentalisierungsfähigkeit. Neugier- und Erkundungsverhalten sind wiederum wesentlich abhängig von einem Sicherheitsgefühl in der Beziehung bzw. einer sicheren Bindung.

Die Bindung zum Vater bildet sich ebenfalls in den ersten 18 Lebensmonaten als eigenständiges Muster, das nur eine geringe Korrelation mit der Bindungsqualität zur Mutter hat. Das Bindungsmuster des Vaters hat fast ebenso viel Einfluss auf die Bindungssicherheit des Kindes wie das der Mutter (H. Steele et al., 1996) und dies, obwohl die Väter durchschnittlich erheblich weniger Zeit mit ihren Kindern verbringen als die Mütter.

Masud R. Khan (1963) spricht vom Reizschutz und der Hilfs-Ich-Funktion der Mutter für die frühe Kindheit. Kann die Mutter diese Funktionen nicht oder nur eingeschränkt erfüllen, führen diese kleinen Verletzungen, wenn sie über einen längeren Zeitraum stattfinden und sich häufen, zu einer kumulativen Traumatisierung. Diese Form der Traumatisierung spielt bei vielen Formen der schwierigen elterlichen Verhaltensweisen eine Rolle, vor allem in der frühen Kindheit, in der der kindliche Reizschutz, die Fähigkeiten zur Selbstregulierung und die Ich-Fähigkeiten erst im Entstehen sind.

> »[Die] Entwicklung ist abhängig von einem *ererbten Reifungsprozess* und von der Ansammlung von Lebenserfahrungen; diese Entwicklung kommt jedoch nur in einer *fördernden Umwelt* [zu der auch die Mutter gehört] zustande. Die fördernde Umwelt ist zunächst von absoluter, später von relativer Bedeutung, und den Fortgang der Entwicklung kann man beschreiben als absolute Abhängigkeit, relative Abhängigkeit und den Weg zur Unabhängigkeit« (Winnicott, 2017, S. 33, H. i. O.).

Eltern mit traumatischen oder Misshandlungserfahrungen können diese für den Säugling so notwendige fördernde Umwelt oft nur teilweise, wenig oder auch gar nicht zur Verfügung stellen. Sie zeigen häufig ein aggressives, bestrafendes, sogar feindseliges Verhalten oder ein dysfunktionales Muster, das durch negativ-intrusives oder dissoziatives Verhalten sowie Rollenkonfusion gekennzeichnet ist (Ziegenhain & Deneke, 2014). Mütter mit Missbrauchserfahrungen zeigen in der Mutter-Kind-Interaktion häufiger ein intrusives Verhalten (Kreß et al., 2012), das heißt, sie unterbrechen die Aktivitäten des Kindes, sprechen in der Interaktion mit dem Kind unangemessen laut und drücken Ärger oder Anspannung aus.

Die vielfältigen Belastungen durch Flucht und Migration und die meist eingeschränkten Lebensbedingungen im Aufnahmeland können ebenfalls die elterlichen Kompetenzen angreifen. Geflüchtete oder migrierte Eltern haben mit vielfältigen Belastungen zu kämpfen. Sie haben durch die Flucht oder Migration ihr soziales Umfeld verloren, leben nach der Ankunft im Aufnahmeland in der Regel unter prekären finanziellen Verhältnissen und in beengtem Wohnraum, kennen sich in der neuen Gesellschaft nicht aus, verstehen die Sprache nicht oder nur eingeschränkt. Zu den psychischen Belastungen der Eltern kommen erhebliche psychosoziale Belastungen hinzu sowie unklare Zukunftsperspektiven, eventuell noch die Unklarheiten bezüglich eines Asylverfahrens und eine drohende Abschiebung in das Herkunftsland. Mit diesen Belastungen ist es besonders schwer, sich den Herausforderungen zu stellen, die jede Migration bedeutet: sich auf das Neue einzulassen, neue Beziehungen zuzulassen und die eigene Identität im Spannungsfeld von Herkunftskultur und Kultur der aufnehmenden Gesellschaft zu verorten (Grinberg & Grinberg, 1990).

Geflüchtete Eltern haben zudem vor der Flucht teils schwere Traumata erlebt wie Genozid, Gewalt, Terror, Verfolgung, Folter und sexualisierte Gewalt. Die meisten Fluchtwege beinhalten ebenfalls wiederum erhebliche Belastungen bis erneute Traumatisierungen durch lebensbedrohliche Bedingungen der Flucht, Ausbeutung durch Schlepper oder den Tod von Angehörigen während der Flucht. Diese Personen bilden eine besonders vulnerable Gruppe, die einer gezielten Unterstützung bedarf. Psychoanalytisch basierte Präventionsprojekte wie Erste Schritte und Step-by-Step (Leuzinger-Bohleber et al., 2016; Leuzinger-Bohleber & Hettich, 2018) knüpfen hier an und versuchen, insbesondere die frühe Elternschaft unter belastenden und traumatisierenden Bedingungen von Flucht und Migration professionell zu unterstützen. Neben praktischen Hilfeleistungen wie die Organisation medizinischer Hilfen, Erstellung von Diagnosen, Supervision für die Fachkräfte liegt ein Schwerpunkt auf der Entwicklung und Förderung des Einfühlungsvermögens und der Mentalisierungsfähigkeit.

Die meisten geflüchteten Eltern erhalten solche Hilfen jedoch nicht. Aufgrund der erheblichen Belastungen kann es zu Schwierigkeiten in der affektiven Regulierung, zu Einbrüchen des Traumas in die Eltern-Kind-Interaktion mit den Folgen von Abbrüchen oder zu intrusivem Verhalten kommen. Traumatische, nicht aushaltbare Ängste werden dann beispielsweise auf die Kinder verschoben (Rauwald, 2020). Die Eltern leben in ständiger Sorge um die Sicherheit und Gesundheit ihrer Kinder, neigen zu übermäßigem Kontrollverhalten und sind dennoch nicht zu beruhigen. Die Kinder erleben eigene Autonomiewünsche als schuldhaft und verinnerlichen das durch ihre Wünsche ausgelöste Angstgefühl der Eltern.

Nach Untersuchungen – mit dem *Adult Attachment Interview* (AAI) für die Erwachsenen und dem *Fremde-Situation-Test* für Kinder – zur transgenerationalen Weitergabe von Bindungsmustern haben Eltern mit einem sicher-autonomen Bindungsmodell überwiegend sicher gebundene Kinder, Eltern mit einem unsicher-abwehrenden Bindungsmodell haben meist Kinder mit vermeidendem Bindungsmuster und Eltern mit einem unsicher-präokkupierten Bindungsmodell haben oft unsicher-ambivalent gebundene Kinder. Die Zusammenhänge zwischen unverarbeiteten elterlichen Traumata mit dem desorganisierten Bindungsmuster von Kindern sind weniger eindeutig (Gloger-Tippelt, 1999). Die Bedeutung des AAI für die Prognose des Bindungsmusters des Kindes im Alter von einem Jahr verdeutlichen Miriam und Howard Steele (1999, S. 175f.) am Beispiel zweier junger Mütter:

> Beide Frauen wurden am Ende der Schwangerschaft zur Bindungsdiagnostik mit dem AAI befragt. Während die sicher gebundene Mutter, die wieder berufstätig werden wollte, sehr sorgfältig nach einer zuverlässigen Bezugsperson für ihr Kind suchte und diese langsam in die Familie einführte, kehrte die unsicher-distanziert gebundene Mutter »ziemlich hastig zu ihrer Arbeit« zurück. Das kurzfristig gefundene Kindermädchen kündigte nach einiger Zeit wieder. Das als Ersatz gefundene Kindermädchen schien dann auch eher eine abwehrende Haltung gegenüber Bindung einzunehmen. Das Bindungsmuster der Mütter wurde auch darüber transportiert, wie die Fremdbetreuung organisiert wurde. Es fanden sich dagegen keine allgemeinen Zusammenhänge zwischen früher Wiederaufnahme der Berufstätigkeit der Mütter – ob nach sechs Wochen, nach drei, sechs oder neun Monaten – und ihrer Bindungsrepräsentationen sowie der Bindungsqualität der Kinder.

Mechthild Papousek und Ruth Wollwerth de Chuquisengo (2003) beschreiben die vorsprachliche Kommunikation zwischen Eltern und Kindern als ein sich selbst stabilisierendes System positiver Gegenseitigkeit. Das schreiende Baby, das von der Mutter auf den Arm genommen wird, schmiegt sich an, beruhigt sich und schläft ein. Für die Mutter ist dies »eine der schönsten positiven Rückmeldungen« (ebd., S. 141). Dieses Feedback stärkt ihr Vertrauen in ihre elterlichen Kompetenzen. Die gestärkte Sicherheit der Mutter wirkt wiederum positiv auf das Kind zurück. Dieser positive »Engelskreis« bilde den wichtigsten Schutzfaktor in der frühkindlichen Entwicklung.

Ist eine Mutter hingegen bereits psychisch belastet und hat wenig Ressourcen zur Entlastung zur Verfügung, fühlt sie sich vom Schreien des Babys zusätzlich belastet. Nimmt sie das Kind auf den Arm, spürt dieses den Stress der Mutter und kann nur schwer zur Ruhe kommen. Es entsteht kein positiver Kreis, vielmehr besteht die Gefahr eines negativen Kreises, in dem das Kind, das sich nicht beruhigt, in der Mutter Schuldgefühle und damit das Gefühl hervorruft, keine gute Mutter zu sein. Der mütterliche Stress nimmt weiter zu. Eine Beruhigung des negativen Kreislaufs ist oft ohne Intervention von Dritten nicht möglich.

Daniel S. Schechter (2003) berichtet aus den Erfahrungen einer Beratungsstelle für Familien mit Säuglingen, einer klinischen Institution für Familien aus prekären Lebenszusammenhängen, in denen gehäuft wegen einer Kindeswohlgefährdung interveniert werden musste: Von vierzig Familien, in denen die Mütter über körperliche, sexualisierte und häusliche Gewalterfahrungen in ihrer Vorgeschichte berichteten, hatten fast 40 Prozent der Familien mit Kinderschutzdiensten zu tun. Bei der Beobachtung der Mutter-Kind-Paare zeigte sich, dass eine ausgeprägte mütterliche Psychopathologie mit weniger selbstreflexiven Fähigkeiten der Mütter sowie stärker negativen und verzerrten Verhaltenszuschreibungen gegenüber dem Kind verbunden war.

> So interpretiert eine Mutter das Verhalten ihres Sohnes, als sie den Raum verlassen will und er der Mutter ängstlich folgt, als Versuch, seinen Willen durchzusetzen. Als die Mutter diese Szene auf Video sieht, realisiert sie die Angst ihres Kindes und ist sehr betroffen. Zuvor hatte sie in der Stresssituation ihren Sohn erlebt wie ihre ärgerliche und kontrollierende Mutter. Das Betrachten des Videos ermöglicht es ihr, die Gefühle ihres Kindes wahrzunehmen und sich emotional mit ihm zu verbinden. Diese Mutter war durch die Verhaltensweise ihres Sohnes emotional in die Situation mit ihrer Mutter gerutscht, ohne dass sie dies wahrnehmen konnte. Erst die Distanzierung über das Video ermöglichte ihr einen Zugang zu diesem Ineinanderschieben von Vergangenheit und Gegenwart. Diese Mutter fand dadurch einen Zugang zu ihren mütterlichen selbstreflexiven Fähigkeiten.

Aufgrund der Einschränkungen, die psychisch stark belastete Mütter und Väter gerade im Bereich der affektiven Abstimmung und Interaktion haben, kann es zu wiederholten Störungen und Abbrüchen in der Eltern-Kind-Interaktion kommen. Diese führen schon früh zu Anpassungsleistungen der Kinder um den Preis einer erhöhten Vulnerabilität für eigene psychische Probleme und Symptome. Im Sinne der kumulativen Traumatisierung kann sich eine Beziehungstraumatisierung entwickeln. Die so dringend benötigte Bezugsperson ist gleichzeitig die Person, die durch ihr – aus der Sicht des Kindes – unzuverlässiges, teilweise unberechenbares Interaktionsverhalten Unsicherheit und Ängste hervorruft, statt die notwendige Sicherheit zu vermitteln. Dies kann zu unsicheren Bindungen bis hin zu reaktiven Bindungsstörungen führen (Klitzing, 2009).

Eine Patientin wird von der psychiatrischen Klinik an mich verwiesen. Sie war einige Monate nach der Geburt ihres ersten Kindes wegen starker Depressionen stationär aufgenommen und mehrere Monate behandelt worden. Der Ehemann der Patientin besuchte sie häufig zusammen mit dem Kind, sodass die Vertrautheit zwischen Mutter und Kind nicht verloren ging. Der intensive Kontakt mit dem Kind nach der Entlassung aus der Klinik ist für die Patientin anfangs hochambivalent. Einerseits genießt sie das Zusammensein mit dem Kind, hat aber andererseits Ängste, wieder überfordert zu sein, und Schuldgefühle wegen des Klinikaufenthalts. Sie quält sich damit, dass sie keine gute Mutter sein kann. Warum sie in die schwere Depression geraten ist, kann sie sich nicht erklären. Erst nach und nach entfaltet sich das Bild ihrer eigenen frühen Kindheit, die von Brüchen und Verlusten geprägt war. Die Mutter hatte schon während der Schwangerschaft psychotische Symptome entwickelt, stabilisierte sich – laut Aussagen des Vaters – nach der Geburt, wurde dann aber schleichend immer mehr von Wahnvorstellungen geplagt. Der Vater ging ganztags arbeiten und überließ den Säugling der Obhut der Mutter. Genauere Informationen liegen zu dieser Zeit nicht vor. Es ist davon auszugehen, dass es im ersten Lebensjahr der Patientin zu zahlreichen Interaktionsproblemen in der Mutter-Kind-Beziehung gekommen ist und zu Verhaltensweisen, die unvermittelt und überwältigend gewesen sind. Im zweiten Lebensjahr der Patientin verschwand die Mutter ohne Ankündigung und ohne dass darüber mit ihr gesprochen wurde aus dem Leben der Patientin, weil die Eltern sich getrennt hatten.

Solange es irgendwie möglich war, wurde die psychische Dekompensation der Mutter der Patientin von ihrem Vater und dem näheren Umfeld verleugnet. Eine frühe Intervention hätte den Vater in seiner Elternfunktion stärken können, psychoedukative Aufklärung über die Erkrankung sowie Behandlungsmöglichkeiten und Unterstützungsangebote für Mutter, Vater und Kind bieten können. Das hätte dem Säugling die zutiefst verwirrenden und ängstigenden Erfahrungen, allein zu sein mit einer akut psychotischen Mutter, ersparen können. Nach der Trennung der Eltern war das soziale Umfeld für das Kleinkind stabil, was eine weitgehend normale Entwicklung ermöglichte. Die Vulnerabilität der Patientin, die aus der frühen Beziehungstraumatisierung resultierte, wurde erst durch die Geburt ihres eigenen Kindes angesprochen. Das frühe implizite Beziehungswissen wurde mit den Anforderungen, nun selbst Mutter zu sein, wieder aktiviert und führte zum depressiven Zusammenbruch.

Zu den intergenerationalen Auswirkungen mütterlicher Depressionen auf die Interaktion und Beziehung mit den Kindern sowie auf die Entwicklungsprobleme der Kinder liegen zahlreiche Untersuchungen vor. Bekannt geworden ist vor allem das *Still-face-Experiment,* in dem die Mutter zwei Minuten aus der intensiven und positiv-affektiven Interaktion mit dem Säugling aussteigt und keine emotionale Reaktion mehr zeigt. Die Säuglinge reagieren gestresst und unternehmen mit allen ihnen zur Verfügung stehenden Mitteln Versuche, die Mutter wieder zur Kommunikation zu bewegen, bis sie schließlich verzweifelt anfangen zu weinen. Wendet sich die Mutter dem Säugling emotional wieder zu, kommt es fast sofort zu einer Beruhigung des Säuglings (siehe hierzu Tronick, 1989; Weinberg & Tronick, 1996).

Bereits vier Monate alte Säuglinge zeigen eine implizite Erinnerung an dieses Stresserlebnis (Montirooro et al., 2013), wenn das Experiment zwei Wochen später wiederholt wird. Der Cortisol-Spiegel der Kinder, die dieses Experiment wiederholt erleben, unterscheidet sich von dem Cortisol-Spiegel der Kontrollgruppe, die das Experiment zum ersten Mal erlebt, was für ein bereits vorhandenes Langzeitgedächtnis spricht. Auf der Verhaltensebene unterscheiden sich die Kinder nicht.

Untersuchungen zum Interaktionsverhalten depressiver Mütter zeigen, dass depressive Mütter durch weniger Blickkontakt und einem reduzierten emotionalen Ausdruck sowohl in Mimik als auch Gestik und Stimme auffallen (Papousek & Wollwerth de Chuquisengo, 2003). Kinder depressiver Mütter sind in der Interaktion häufiger passiv und nehmen weniger Blickkontakt auf oder zeigen häufiger Blickabwendungen. Man könnte sagen, sie haben sich bereits auf die Interaktionsformen der Mutter eingestellt. Kinder depressiver Mütter zeigen diesen »depressiven Interaktionsstil« auch mit anderen Erwachsenen, das heißt, sie generalisieren diese Interaktionserfahrungen bereits im ersten Lebensjahr (Field et al., 1988), was wiederum das Risiko erhöht, dass diese Kinder auch von anderen Bezugspersonen emotional vernachlässigend behandelt werden.

Zweieinhalbjährige reagieren auf die kurze Periode mütterlicher Unerreichbarkeit im Still-face-Experiment mit Stresssymptomen und versuchen, mit den ihnen zur Verfügung stehenden Möglichkeiten die Aufmerksamt der Mutter zu bekommen (Weinberg et al., 2008). Erkennbar suchen sie auch nach Erklärungen, die dem Verhalten der Mutter einen Sinn geben. Manche fragen, ob die Mutter müde sei. Andere sprechen lauter, als vermuteten sie, die Mutter höre sie nicht. Nur in Ausnahmen suchen die Kinder den Grund bei sich mit der Frage, ob sie etwas falsch gemacht hätten.

Altersentsprechend sind diese selbstreflexiven Anteile noch wenig ausgeprägt, gewinnen aber im Vorschulalter an Bedeutung. So waren Kinder depressiver Mütter im Vorschulalter in Geschichten, die sie erzählten, mehr mit Themen von Schuld beschäftigt als Kinder psychisch gesunder Mütter (Zahn-Waxler et al., 1990). Im Grundschulalter kehrte sich dies um, was damit erklärt werden kann, dass Kinder depressiver Mütter das Thema »Schuld« aufgrund der emotionalen Dauerbelastung stärker verdrängen. Schuldgefühle gehören zum Symptomspektrum der Depression. Mütter, die selbst mit Schuldgefühlen beschäftigt sind, neigen zur eigenen psychischen Entlastung zu Schuldzuweisungen an andere (Projektion), häufig auch an die Kinder. Die Schuldzuweisungen der Mütter treffen auf die innere Suche der Kinder nach Erklärungen und Lösungen für die Schwierigkeiten mit der emotional schwer erreichbaren Mutter. Die unbewusste Übernahme der Schuld und damit der Verantwortung enthält auch die (Größen-)Fantasie, mit ausreichender Anstrengung doch noch alles zum Guten wenden zu können.

In der Längsschnittstudie von Marian Radke-Yarrow et al. (1992) zeigten Kinder von depressiven Müttern in der mittleren Kindheit und frühen Adoleszenz mehr depressive Symptome und Verhaltensprobleme als Kinder gesunder Mütter, wobei die Kinder unipolar-depressiver Mütter früher Probleme zeigten und auch die Geschwister mit höherer Wahrscheinlichkeit Verhaltensprobleme hatten als die Kinder von bipolar erkrankten Müttern. Myrna M. Weissmann et al. (2006) konnten zeigen, dass für Kinder depressiver Eltern auch im frühen und mittleren Erwachsenenalter noch erhöhte Risiken für psychiatrische und medizinische Probleme sowie für soziale Beeinträchtigungen bestehen. Die Entwicklung der Kinder postnatal depressiver Mütter in der Cambridge Längsschnittstudie zeigt, dass Einflussfaktoren wie das familiäre Umfeld und soziale Schutzfaktoren einen erheblichen Einfluss auf die möglichen psychopathologischen Folgen für die Kinder insbesondere in der mittleren Kindheit und danach haben (Murray, 2009).

Die postpartale Depression, die bei bis zu 12 Prozent der Mütter im ersten Lebensjahr des Kindes auftritt, kann in der Geburtsklinik oder bei der Nachbetreuung durch die Hebamme häufig erkannt werden. Interventionen im Rahmen der Frühen Hilfen (Lenz, 2017) können entlastend und bezogen auf die intergenerationale Weitergabe präventiv wirken. Mittlerweile gibt es eine Reihe von Interventionsansätzen für diese frühe Zeit, die positive Effekte auf die Interaktion und die Beziehungsqualität haben, beispielsweise SKKIPPI, eine Eltern-Säugling-Kleinkind-Psychotherapie (Eckert et al., 2020), oder die bindungsbasierten Präventionsprogramme wie BABE und SAFE (Brisch, 2012). Der Einbezug der Väter in die stationäre Mutter-Kind-Therapie hat sich ebenfalls als hilfreich erwiesen (Müller & Taubner, 2022).

Bereits 1965 wies Donald W. Winnicott (2017, S. 109) darauf hin, dass »es Fälle gibt, wo es unerläßlich ist, ein Kind von einem Elternteil zu trennen, besonders von einem Elternteil, der psychotisch oder schwer neurotisch ist«. Er nennt den Fall eines achtjährigen, anorektischen Mädchens:

> »Dieses Mädchen war acht Jahre alt, als ich dafür sorgte, dass es von seiner Mutter fortkam, und sobald es nicht mehr bei ihr war, war es ganz normal. Die Mutter war in einem Depressionszustand, der diesmal eine Reaktion auf die Abwesenheit ihres

> Mannes war, der Kriegsdienst tat. Jedesmal wenn diese Mutter eine Depression bekam, entwickelte sich bei dem Mädchen Anorexie. Später bekam die Mutter einen Jungen, und der entwickelte auch wieder das gleiche Symptom in Abwehr gegen ihr wahnsinniges Bedürfnis, ihren Wert dadurch zu beweisen, daß sie ihre Kinder mit Essen vollstopfte. Diesmal brachte die Tochter ihren Bruder zur Behandlung« (Winnicott, 2017, S. 109f.).

Leiden Eltern unter Stimmungsschwankungen – diese können auch alkohol- oder drogeninduziert sein –, entwickeln Kinder schon sehr früh eine hohe Sensitivität, die Stimmungen anderer wahrzunehmen und einzuschätzen. Dies trifft auch bei gewalttätigen Eltern zu. Kinder spüren schon beim Betreten des Hauses oder der Wohnung, wie die Stimmung ist, ob sie sich am besten sofort möglichst unsichtbar machen oder ob sie sich einigermaßen normal bewegen können. Diese Sensibilität für die psychische Verfassung anderer ist eine Fähigkeit, die sie durch ihr Leben begleitet. Zur Belastung wird diese Fähigkeit, weil sie verknüpft ist mit der quasi automatischen Zurückstellung eigener Wünsche und Bedürfnisse, um sich den Bedürfnissen und Stimmungen des Gegenübers anzupassen.

Transgenerationale Weitergabe durch Identifizierungen

Wechselseitige Identifizierungen zwischen den Generationen sind ein wichtiger Mechanismus ihrer Verbindung. Bei der normalen Identifizierung geben Eltern Vorstellungen, die sie – oft schon vor der Geburt – von ihrem Kind haben, an dieses weiter und bemühen sich, dass es sich im Sinne dieser Vorstellungen entwickelt (Bohleber, 2008). Vieles, was über Erziehungsverhalten und die damit verbundenen Wertvorstellungen und das Weltbild von den Eltern weitergegeben wird, ist bewusst und ausgesprochen. Vieles wird aber auch unbewusst von den Eltern an die Kinder vermittelt, insbesondere emotional abgespaltene und verdrängte Teile der Lebensgeschichte der Eltern. Auch die Erziehungsmethoden enthalten unbewusste Anteile. Diese unbewussten Anteile können in Einklang oder gegenläufig zu den bewusst geäußerten

Werten und Zielen wirken. Kinder bemühen sich, den Vorstellungen der Eltern zu entsprechen, identifizieren sich mit deren Erwartungen, aber auch mit deren unbewussten Botschaften.

Je stärker belastet die Eltern durch ihre eigene Geschichte sind, desto größer ist die Wahrscheinlichkeit, dass diese Belastungen unbewusst an die Kinder weitergegeben werden. Widersprüche der bewussten und unbewussten Botschaften stellen die Kinder vor schwer bis gar nicht zu bewältigende Integrationsanforderungen. Identitätsunsicherheiten, Selbstwertprobleme und Schwierigkeiten der Realitätseinschätzung können die Folge sein. Die Identifizierung der Kinder mit den Vorstellungen und Fantasien der Eltern ist als ein aktiver psychischer Prozess zu verstehen.

Am Beginn des Lebens stehen die Identifizierungen der (werdenden) Eltern mit dem ungeborenen Kind, ihre Erwartungen und Wünsche, aber auch ihre Ängste und Fantasien. Winnicott bezeichnete die zunehmende Identifikation der Schwangeren mit dem Kind, die einen Abzug von Interesse von ihrem eigenen Selbst und dessen Zuwendung zum Ungeborenen bzw. dem Säugling beinhaltet, als *primäre Mütterlichkeit*. Dies bedeutet für Winnicott nicht, dass es keine ängstigenden oder negativen (unbewussten) Fantasien der Mutter über das Kind gibt. Dennoch sieht er im Normalfall die primäre Mütterlichkeit, die Identifikation der Schwangeren mit ihrem Baby und dessen Bedürfnissen, als vorherrschend an.

Spätestens in der Schwangerschaft beginnt eine Auseinandersetzung mit der neuen Rolle. Die Elternrolle muss in das Selbstbild integriert werden. Erinnerungen an die eigene Kindheit und ungelöste Konflikte mit den Eltern können wieder ins Bewusstsein rücken. Diese vielfältigen psychischen Anforderungen sind oft zumindest in Teilen unbewusst, vor allem dann, wenn schmerzhafte und unbewältigte Erfahrungen aktiviert und wieder abgewehrt werden oder nie bewusst waren, wie das implizite Beziehungswissen der frühen Kindheit der werdenden oder gerade gewordenen Eltern (Stern, 2000). Sie gehen in die Identifizierungen der Eltern mit dem Kind ein. Das Kind ist anfangs primär Empfänger dieser Identifizierungen. Das vor der Geburt von den Eltern vorgestellte Kind kann vom realen Kind erheblich abweichen, sodass die Eltern vor einer ersten Herausforderung stehen, ihre Identifizierungen auf den realen Säugling zu übertragen. Dies ist insbesondere dann eine Herausforderung für Eltern, wenn das Kind mit einer Behinderung geboren wird. Gelingt die Übertragung auf den realen Säugling nicht, können Aggressionen und Schuldgefühle entstehen (Garstick, 2020). Bereits eine solche erste Krise der Eltern kann der Ausgangspunkt für eine Gewaltspirale sein.

> »Es sind zwei unterschiedliche Arten der Identifikation beteiligt, die Identifikation der Mutter mit ihrem Kind und der Zustand des Identifiziertseins beim Säugling. Die Mutter bringt in die Situation eine entwickelte Fähigkeit ein, während das Kind in diesem Zustand ist, weil auf diese Weise alles anfängt« (Winnicott, 2017, S. 27).

Der Säugling ist im Zustand des Identifiziertseins, »weil auf diese Weise alles anfängt« – schlichter und treffender lässt sich das nicht ausdrücken. Auf dieser »anthropologischen Grundsituation« basiert auch die *allgemeine Verführungstheorie* von Jean Laplanche (2004), die aufgrund ihrer Anschlussfähigkeit für verschiedene Themen (sexuelle und Geschlechtsidentität, Traumaweitergabe) zunehmend rezipiert wird. Nach Laplanche ist der Dialog zwischen Erwachsenem und Kind zwar wechselseitig, aber asymmetrisch. Daher ist er vom Anderen, vom Erwachsenen, her zu denken. Der Dialog wird von Beginn an durch die rätselhaften Botschaften des Erwachsenen gestört. Dies sind Botschaften, die durch das Unbewusste kompromisshaft verändert wurden und in der Interaktion an das Kind weitergegeben werden. Das Kind kann diese Botschaften nicht oder nur teilweise übersetzen. Die nicht übersetzbaren Teile der Botschaften bilden das Unbewusste des Kindes. Es ist vor allem das infantil-sexuelle Unbewusste des Erwachsenen, das in der Kommunikation mit dem Kind wieder aktiviert wird (vgl. Rauwald & Quindeau, 2020).

Diese Prozesse finden nach Laplanche immer statt, jede Botschaft enthält auch unbewusste Anteile und ein teilweises Scheitern der Übersetzung gehört zur »normalen« Entwicklung. Sind die Eltern selbst psychisch erkrankt oder schwer belastet (Borderline, Psychosen, Traumafolgestörungen), können die Botschaften so unverständlich werden, dass eine Übersetzung durch das Kind scheitert, »die ursprüngliche Botschaft bleibt als solche im psychischen Apparat, implantiert oder intromittiert. Sie bildet dann das aus, was man das ›eingeklemmte Unbewusste‹ nennen könnte« (Laplanche, 2004, S. 903). Diese *Intromissionen* sieht Laplanche als wesentlich für die intergenerationale Übertragung unbewältigter psychischer Erlebnisse an, deren Bedingungen allerdings vielfältig seien.

Die von Laplanche benannten Implantationen oder Intromissionen erinnern an die Konzepte der Transposition (Kestenberg) und des Teleskoping (Faimberg), die zur Erklärung der transgenerationalen Weitergabe der Extremtraumatisierung durch den Holocaust entwickelt wurden. In allen Konzepten geht es um das Fremde, das sich in der Psyche des Kindes einlagert. Um ein inneres Gefühl von Fremdheit zu reduzieren, das aus diesen Einlagerungen entsteht, unternimmt das Kind verschiedene Anstrengungen, die sich altersabhängig weiterentwickeln. Dies können Verleugnungen, Abspaltungen, aber auch Identifizierungen sein. Insbesondere Identifizierungen führen dann zu einer Auflösung der psychischen Grenzen zwischen Eltern und Kindern. Die Geschichte der Eltern wird in die eigene Geschichte integriert, was zu einer Identitätsdiffusion führen kann.

> Ein Mann im mittleren Erwachsenenalter rief an und fragte nach einem Therapieplatz. Obwohl ich keinen Platz hatte, gab ich ihm einen kurzfristigen Termin und rätselte nach dem Telefonat, was mich dazu veranlasst hatte. Irgendetwas diffus Dringliches war spürbar, das aber nicht ausgesprochen worden war. Als er drei Tage später zum Gespräch erschien, begann er ziemlich direkt mit dem akuten Anlass. Er hatte einen Suizidversuch gemacht, hatte nach Aussagen des Notarztes nur knapp überlebt. Den anschließenden kurzen Psychiatrieaufenthalt hatte er vor allem als beängstigend erlebt. Bei mir sei er nun, weil er keinesfalls wolle, dass er wieder in eine solche Situation gerate. Er konnte keine Gründe für seinen Suizidversuch nennen, war sich selbst ein Rätsel. So versuchten wir zusammen zuerst die Stunden, dann die Tage vor seinem Suizidversuch zu rekonstruieren. Konflikte mit einem Freund, finanzielle Probleme, Ängste in seiner Beziehung wurden nach und nach Thema. Dennoch blieb der Suizidversuch noch immer unverständlich und rät-

selhaft. Erst als er nach einigen Terminen mehr nebenbei den Suizid seines Vaters erwähnte, lichtete sich der Nebel etwas, in dem ich mich bis dahin gefühlt hatte. Als ich eine Frage zum Suizid des Vaters stellte, stockte der Patient, wirkte wie betäubt, um nach einem Moment des Schweigens vorsichtig zu fragen, ob ich meine, dass da ein Zusammenhang bestehe. Er ahnte den Zusammenhang, schwankte zwischen Verleugnung und allmählicher Annäherung. Der mehrere Jahre zurückliegende Suizid des Vaters hatte die Familie tief erschüttert, gesprochen wurde darüber nicht. Der Patient hatte sich verantwortlich gefühlt, die Rolle des Vaters einzunehmen. Seine Trauer, seine Fassungslosigkeit, die Wut und seine Schuldgefühle hatte er verdrängt und verleugnet. Nun realisierte er, dass ihn die Frage nach dem Warum nie losgelassen hatte. Er hatte sich dem Vater sehr nah gefühlt. Wie hatte er nicht sehen können, dass es dem Vater so schlecht ging? Schließlich ließ sich rekonstruieren, dass er mit fast denselben Problemen wie der Vater damals beschäftigt war, sich zunehmend überfordert fühlte, wie wohl auch der Vater damals, und wie er schließlich in einem psychischen Ausnahmezustand auf ganz ähnliche Weise versuchte, sich zu suizidieren, wie es der Vater getan hatte. Seine Sehnsucht, dem Vater nah zu sein und ihn zu verstehen, hatten ihn denselben Weg gehen lassen, den sein Vater gegangen war, was ihn fast das Leben gekostet hätte. Erst durch das Realisieren dieser Identifizierung fand der Patient einen Zugang zu seiner verleugneten Wut und den unbewussten Sehnsüchten nach dem Vater. Es begann ein Prozess der Desidentifizierung und damit auch ein Verstehen seines Lebens der letzten Jahre als Getriebener, immer aktiv, immer auf höchstmögliche Leistung aus und immer gut gelaunt für die anderen.

Die unbewusste Identifizierung mit dem Vater bedeutet innerlich die Aufrechterhaltung einer fast symbiotisch nahen Beziehung. Dadurch können Trauer und Schuldgefühle abgewehrt werden – um den Preis der teilweisen Blockierung der eigenen Entwicklung. Das dadurch entstehende psychische Gleichgewicht ist labil und verlangt nach weiteren Abwehrmanövern, was schließlich zu einer tiefen Erschöpfung führt. Mit der Identifizierung wird die Generationengrenze aufgehoben, die Lebensverläufe von Vater und Sohn fließen ineinander.

Eine dreißigjährige Patientin kam zur Therapie, weil sie sich innerlich nicht aus einer unglücklichen und bereits Jahre beendeten Liebesbeziehung lösen konnte. Sie berichtete schon in den ersten Gesprächen vom sexuellen Missbrauch der Mutter durch deren älteren Bruder, von dem sie zu Beginn ihrer Pubertät von der Mutter erzählt bekam. Das erklärte der Patientin zwar den Kontaktabbruch zur Familie der Mutter, führte aber zu einer tiefen Verunsicherung in ihrer sexuellen Entwicklung. So war sie sich manchmal unsicher, ob sie nicht auch missbraucht worden sei, obwohl sie eigentlich wusste, dass sie keinen sexuellen Missbrauch erlebt hatte. Ihre eigene Sexualität erlebte sie zutiefst schamvoll und gehemmt. Sie war der Mutter gegenüber voller Wut und gleichzeitig zutiefst loyal und mit ihr als Opfer identifiziert. Die Eltern hatten sich im ersten Lebensjahr der Patientin getrennt. Ein Kontakt zum Vater bestand nicht. Vermutlich hatte die Mutter diesen verhindert, weil sie nicht zwischen ihren eigenen Bedürfnissen und denen ihrer Tochter trennen konnte. Auch andere tragfähige familiäre Kontakte bestanden nicht. Manchmal wurde die Patientin von der betrunkenen Mutter mitten in der Nacht aus dem Schlaf gerissen, weil die Mutter eine Zuhörerin benötigte. Reagierte die Patientin nicht wie gewünscht, wurde sie von der aufgebrachten Mutter ausgesperrt und wartete dann teilweise Stunden, verzweifelt und ohnmächtig, bis die Mutter sie schließlich wieder einließ. Einerseits neigte die Mutter zu Wutausbrüchen und übermäßiger Kritik, andererseits stellte sie Momente großer Nähe her (»wir beide«). Die Täterseite der Mutter anzusprechen, war lange kaum möglich. Wenn es nur eine zarte Andeutung von mir gab, die die Patientin als Kritik an der Mutter verstehen konnte, verteidigte sie sofort und heftig die Mutter, selbst dann, wenn ich nur ihre eigenen Aussagen paraphrasierte. Die Mutter habe so viel für sie getan, sich für sie aufgeopfert. Es dauerte drei Jahre, die Identifizierung mit der Mutter

> zumindest so weit zu lockern, dass die Patientin sich nicht mehr verantwortlich für die Mutter fühlte, diese nicht mehr automatisch in Schutz nehmen musste und ihre Wut über die Misshandlungen als gerechtfertigt ansehen konnte. Dennoch ließen sich die Schuldgefühle nicht ganz auflösen. Es schien mir, als gäben diese Rest-Schuldgefühle eine Sicherheit, dass noch eine Beziehung zur »guten« Mutter bestehe oder möglich sei.

In diesem Fall gab es außer der Mutter keine Bezugsperson, auf die die Patientin sich hätte verlassen können. Die Ressource eines stützenden sozialen Umfelds stand weder Mutter noch Tochter zur Verfügung. In dieser Situation hatte das kleine Mädchen keine andere Wahl, als sich mit der Mutter trotz deren ängstigender und misshandelnder Verhaltensweisen zu identifizieren. So war sie einerseits eng an die Mutter gebunden, ohne aber in dieser Beziehung Sicherheit und Schutz zu erleben. Die Identifizierung mit den widersprüchlichen Beziehungsangeboten der Mutter war verbunden mit der Vorstellung, wenn sie sich nur mehr anstrenge, eine gute Tochter zu sein, werde »alles gut werden«. Schuldgefühle sind mit diesem Bewältigungsversuch unvermeidlich verbunden. Vermutlich wurden die Missbrauchserlebnisse bereits über eine intrusive Körperpflege und die frühe affektive Kommunikation an die Tochter weitergegeben. Symbiotische Beziehungsangebote einerseits und Zurückweisung bis Ausstoßung andererseits führten bei der Patientin zu einer großen Sehnsucht nach einem idealen Objekt, bei dem sie sich angenommen und sicher fühlen könnte. Gleichzeitig verhinderte ein tiefes Misstrauen, dass sie sich einlassen konnte. Ihre Bindung an eine gescheiterte Beziehung entsprach diesem Dilemma. Mit der Trennung wurde der Andere zum fantasierten idealen Objekt, das deshalb nicht aufgegeben werden konnte.

Sándor Ferenczi (1967) beschäftigt sich in seinem Vortrag von 1932 über die »Sprachverwirrung zwischen dem Erwachsenen und dem Kind: Die Sprache der Zärtlichkeit und der Leidenschaft« mit der traumatisierenden Rolle von Erwachsenen durch sexualisierte Übergriffe auf das Kind sowie mit dem Abwehrmechanismus der Identifizierung mit dem Aggressor aufseiten des Kindes. Dieser Vortrag wurde über Jahrzehnte kaum aufgegriffen, weil er sich nicht in den Mainstream der damaligen psychoanalytischen Diskurse einfügte. Heute kann er als kanonischer Text zum Thema des sexuellen Missbrauchs gelten, sowohl innerhalb der Psychoanalyse als auch darüber hinaus. Der von Ferenczi beschriebene Abwehrmechanismus ist die Folge der Unmöglichkeit des Kindes, dem übergriffigen, gewalttätigen (Erwachsenen-)Objekt zu entfliehen, weil es gleichzeitig existenziell auf dieses Objekt angewiesen ist. Wie die oben beschriebene Patientin nehmen die Kinder die Schuld, die eigentlich zu den Eltern gehört, auf sich, was ihnen gleichzeitig die illusionäre Selbstermächtigung ermöglicht, sie könnten die Beziehung doch zum Guten wenden. Manchmal werden die negativen Seiten der Eltern auch verleugnet. William Ronald D. Fairbairn beschreibt bereits 1943 die Bewältigungsversuche von misshandelten Kindern. Er habe früher die Gelegenheit gehabt, zahlreiche »Problemkinder« zu untersuchen

> »und ich erinnere mich an den tiefen Eindruck, den Kinder, die *Opfer* von Sexualverbrechen geworden waren, mit ihrer Weigerung auf mich machten, über ihre traumatischen Erlebnisse zu sprechen. […] ich vertrete die Ansicht, daß das Opfer eines Sexualverbrechens der Wiederbelebung der traumatischen Erinnerung vor allem deshalb Widerstand leistet, weil diese Erinnerung die Beziehung zu einem schlechten Objekt festhält« (Fairbairn, 2000, S. 93, H. i. O.).

Die innere Dynamik, die diese Kinder dazu bringt, die schlechten Objektbeziehungen zu verinnerlichen und zu verdrängen und sich darüber hinaus schuldig zu fühlen, erklärt Faibairn mit einer vom üblichen Verständnis abweichenden Bedeutung der Schuldgefühle:

> »Ob ein Individuum delinquent wird, psychoneurotisch, psychotisch oder schlicht ›normal‹, hängt hauptsächlich von drei Faktoren ab: (1) von dem Ausmaß, in dem schlechte Objekte im Unbewußten verankert wurden, und der Frage, *wie* schlecht sie sind, (2) von dem Ausmaß, in dem das Ich mit internalisierten schlechten Objekten identifiziert ist, und (3) von der Beschaffenheit und Stärke der Abwehrmechanismen, mit denen sich das Ich vor diesen Objekten schützt« (Fairbairn, 2000, S. 95, H. i. O.).

Ziel der Abwehr ist die Umkehrung der ursprünglichen Situation. Indem das Kind sich als schlecht ansieht, werden die es umgebenden Objekte, meist die Eltern, gut. Die Schuldgefühle dienen dazu, die schlechten Objektbeziehungen in der Verdrängung zu halten. In der Psychotherapie können sie daher zum Widerstand werden und die Deutung der Schuldgefühle kann diesen Widerstand verstärken, womit ein Zugang zu den verdrängten schlechten Objektbeziehungen immer schwieriger wird. Es kann zu ernsthaften Gefährdungen der therapeutischen Beziehung kommen, wenn die Schuldgefühle zu früh infrage gestellt werden. Ferenczi bezeichnet diese Identifikationen auch als Introjekte, die einen abgespaltenen Teil in der inneren Welt des Kindes bilden. Die Schuld, die eigentlich zum Täter gehört, quält als Schuldgefühl die Opfer. Mathias Hirsch (2021) spricht auch von einer der Gehirnwäsche ähnlichen Vorgehensweise vieler Täter, die dem Opfer die Verantwortung für die Taten zuweisen und ihre Persönlichkeit und Körperlichkeit entwerten.

Beim sexuellen Missbrauch sind schwere Schuldgefühle oft an eigene Lustempfindungen während des Missbrauchs gebunden. Der Körper wird als Kollaborateur des Täters erlebt und abgelehnt oder sogar bekämpft, zum Beispiel durch exzessiven Sport oder anorektische Verweigerung. Der innere Konflikt kann auch dadurch gemildert werden, dass es zu einer positiven Identifizierung mit dem Täter kommt. Dann besteht die Gefahr, dass die Opfer selbst zu Tätern werden und das erlebte Trauma direkt und in gleicher Weise weitergeben. Eine solche Dynamik ist in manchen Familien festzustellen, wenn beispielsweise Brüder sich mit dem Vater verbinden und sich an den (sexualisierten) Gewalttaten gegen die Schwester beteiligen. Eigene Gewalterfahrungen in der Kindheit erhöhen das Risiko, dass Eltern – insbesondere unter Stress – selbst gewalttätig werden (Clemens et al., 2021).

Eine Weitergabe von Eltern an die Kinder kann auch über Gewalt in der Partnerschaft stattfinden. Häusliche Gewalt ist für die Kinder auch dann traumatisierend, wenn sie nicht direkt Opfer der Gewalt sind (Treibel & Gahleitner, 2019). In Identifikation mit den Eltern übernehmen sie deren Konfliktverhalten und fallen in sozialen Strukturen durch aggressives Verhalten auf. Aggressive Kinder zeigen Defizite in der sozialen Wahrnehmung. Sie nehmen die Absichten anderer verzerrt war, unterstellen eher

Feindseligkeit, fühlen sich in unklaren Situationen schnell bedroht und neigen dann zu aggressivem Verhalten (Wettig, 2015). Dieses Verhalten steht häufig mit folgenden Erziehungsmerkmalen in Zusammenhang: fehlende Regeln und Absprachen, wenig Resonanz im Wechsel mit Bestrafungen, Befehle als Kommunikationsform, kaum positive Aussagen (kein Lob), mangelnde Beaufsichtigung und wenig Interesse an den Aktivitäten der Kinder. Auch die Kinder, die ein solches Verhalten der Eltern erleben, sind mit ihren Eltern identifiziert und werden diese in der Regel verteidigen, wenn sie das Gefühl haben, dass ihre Eltern infrage gestellt oder kritisiert werden.

Wenn es aufgrund einer möglichen Kindeswohlgefährdung um Interventionen des Jugendamtes und die Möglichkeit einer Inobhutnahme geht, ist es daher fatal, wenn unter kindgerechtem Kinderschutz lediglich verstanden wird, das Kind direkt zu befragen. Bis zur Adoleszenz – und selbst auch danach möglichweise noch – werden Kinder überwiegend sagen, dass sie nach Hause und zurück zu ihren Eltern wollen. Sie sagen dies, weil sie mit den Interessen und Bedürfnissen ihrer Eltern identifiziert sind. Was ihre eigenen Bedürfnisse sind, wissen sie oft gar nicht. Und sofern sie eine Ahnung davon haben und spüren, was ihnen fehlt, werden sie diese sie sehr verletzlich machenden Bedürfnisse nur äußern, wenn sie ihr Gegenüber als vertrauenswürdig ansehen. Die Vertrauenswürdigkeit muss diesen Kindern aber erst einmal bewiesen werden. Ihnen fehlt das epistemische Vertrauen in Erwachsene und ihr soziales Umfeld. Erst eine wiederholte Erfahrung, vom anderen gesehen und verstanden (mentalisiert) zu werden, erzeugt einen Wir-Modus und bietet laut Peter Fonagy et al. (2023) die Grundlage für epistemisches Vertrauen.

Rollenzuweisungen und Delegationen als transgenerationale Mechanismen

Mit seinem erstmals 1963 erschienenen Buch *Eltern, Kind und Neurose* legte Horst-Eberhard Richter ein Konzept der transgenerationalen Weitergabe vor, auch wenn dieser Begriff damals noch nicht etabliert war. In seinem Vorwort zur 32. Taschenbuchauflage schreibt er:

> »Indirekt enthüllt das Buch einen wesentlichen Einblick in die vielfältigen Konflikte und psychischen Beschädigungen, die sich in den Eltern aus Nazizeit, Krieg und Nachkriegselend angesammelt hatten und sich belastend auf die Kinder auswirkten. Die Neurosen und Verhaltensstörungen der Kinder waren vielfach nichts anderes als der unbewusste Ausdruck der von den Eltern sprachlos übertragenen Belastungen« (Richter, 2012).

Richter unterscheidet vor dem Hintergrund jahrelanger Erfahrungen in einer Familienberatungsstelle zwischen Übertragungen und narzisstischen Projektionen, die von den Eltern ausgehen und dem Kind eine bestimmte Rolle zu weisen. Diese definiert er in Abgrenzung zum sozialpsychologischen Rollenverständnis:

> »*Als kindliche Rolle sei in dieser Untersuchung das strukturierte Gesamt der unbewußten elterlichen Erwartungsphantasien gemeint, insofern diese dem Kind die Erfüllung einer bestimmten Funktion zuweisen.* [...] Die psychoanalytische Erfahrung lehrt, daß solche Eltern, die unter dem Einfluß ihrer unbewußten Erwartungen bei ihren Kindern eine neurotische Störung begünstigen, selbst unter dem Druck affektiver Konflikte zu stehen pflegen. Sie saugen das Kind gewissermaßen in ihren eigenen Konflikt hinein« (Richter, 2012, S. 73, H. i. O.).

Unter *Übertragung* fasst Richter die Rollenzuweisungen, die sich auf eine Objektrepräsentanz beziehen, also auf wichtige, konflikthaft oder traumatisch besetzte Objekte aus der Vergangenheit der Eltern, meist schon deren Eltern. So habe man in der Beratungsstelle für Familien nicht selten beobachtet, dass die Kinder in die Rollen ihrer Großeltern oder in die des Partners oder auch in die Rollen der Geschwister von Vater und/oder Mutter geraten. Unter den narzisstischen Projektionen fasst Richter die unbewussten Haltungen der Eltern, die dem Kind einen Anteil des eigenen (also elterlichen) Selbst zuweisen. Das Kind wird als Abbild des eigenen Selbst angesehen, als Ersatz des idealen Selbst, oder es steht für die unerwünschten, negativen Selbstanteile der Eltern und wird damit in »die Rolle des Sündenbocks« gedrängt.

Gehen von beiden Eltern solche konflikthaften Übertragungen aus, die sich zudem in den Anforderungen an das Kind widersprechen können, entsteht in dem Kind eine große Verwirrung und das Gefühl, es nie recht machen zu können. In der Regel setzt sich jedoch ein Elternteil durch, insbesondere wenn Geschwister vorhanden sind. Die elterlichen Projektionen verteilen sich dann auf die Geschwister, eines ist zum Beispiel das »Mama-Kind« und eines das »Papa-Kind«. Richter merkt an, dass diese Rollen im Sinne von Idealtypen zu verstehen sind: Sie kommen in der Realität nicht in dieser eindeutigen Form vor, sondern als Mischungen und in unterschiedlich starker Ausprägung. Sie dienen der Orientierung von Dritten, die in diese Dynamiken in Beratungsstellen, Kliniken oder therapeutischen Praxen einbezogen werden.

Hier ein Beispiel für die Übertragung der eigenen Muttererfahrungen auf das Kind:

> »Mütter, die zeitlebens die Sehnsucht nach entgangener Mutterliebe in der eigenen Kindheit nicht bewältigt haben, neigen mitunter dazu, von ihrem Kind ein übergroßes Maß an aktiven Liebesbeweisen und Dankbarkeit zu erwarten. [...] [So] fordern sie nunmehr vom Kind eine Initiative an Zärtlichkeit und Kontaktsuche, wie sie das Kind aber meist nicht aufbringen kann; denn das kleine Kind muß ja erst seinerseits durch das liebevolle Klima der mütterlichen Zuwendung in seinen Kontaktmöglichkeiten stimuliert werden. [...] Solche eine Mutter beklagt sich zum Beispiel, daß das Kind nie komme und sie drücke und herze. ›Ich warte immer, daß die Kleine mich mal umfaßt. Immer muß ich erst anfangen!‹ Häufig wird auch gerügt, das Kind strahle nicht genügend Dankbarkeit aus, wenn es ein Geschenk erhalte« (Richter, 2012, S. 91).

Richter beschreibt mit dem Konzept der Rollenzuweisungen an das Kind ebenfalls ein Ineinanderschieben der Generationen, wenn auch auf andere Weise als Faimberg (1987). In Abgrenzung zum Rollenbegriff spricht Helm Stierlin (1982) von *Delegationen* der Eltern. Er betont damit die »Erlaubnis und Ermutigung, aus dem elterlichen Umkreis herauszutreten – aber nur bis zu einem gewissen Punkt. Es [das Kind (vorzugsweise ein Jugendlicher)] wird sozusagen an langer Leine gehalten« (ebd., S. 24). Er weist den Begriff der Rolle zurück, weil er »dem wahren Selbst« äußerlich bleibe, während die Delegation eine Mission bedeute, die zu erfüllen und die mit einer tiefen Loyalität verbunden sei. Delegiert werden unerfüllte Sehnsüchte, Wünsche oder Bedürfnisse der Eltern. Diese können sowohl triebhafter Art sein, ich-stützendes Verhalten für die Eltern bedeuten oder dem Ich-Ideal zugehörige unerfüllte Vorstellungen betreffen. Letztlich sind die beschriebenen Phänomene dieselben, mit denen sich auch Richter beschäftigt: Die Kinder übernehmen eine psychische Funktion für die Eltern, identifizieren sich mit den elterlichen Zuweisungen (seien sie nun positiv oder negativ), entlasten damit emotional die Eltern und sind zugleich in Loyalität an sie gebunden und eingeschränkt bis blockiert in ihrer eigenen Entwicklung.

Eine dieser Delegationen ist der narzisstische Missbrauch. Das Kind hat den Auftrag, die nicht gelebten Selbstanteile und Wünsche der Eltern zu leben. In dem Spielfilm *Black Swan* aus dem Jahr 2010 zeigt Darren Aronofski, wie der Wunsch der Mutter nach einer erfolgreichen Ballettkarriere, die sie selbst nicht erreichen konnte, an die Tochter weitergegeben wurde. Diese das Leben und den Alltag der Tochter bestimmende Zuweisung führt schließlich zu deren psychischen Zusammenbruch, weil die Anforderungen ihrer eigenen (sexuellen) Entwicklung, die sie für eine überzeugende Darstellung der Rolle des schwarzen Schwans bewältigen müsste, mit den Anforderungen kollidieren, sich nicht von der Mutter trennen zu dürfen.

Insbesondere die von Horst-Eberhard Richter so benannte *Sündenbockrolle* hat erhebliche negative Konsequenzen für die Betroffenen. Kinder werden von den Eltern als Projektionsfläche eigener unerwünschter Eigenschaften oder zur Entlastung von unangenehmen Emotionen, wie Schuldgefühlen oder Selbsthass, benutzt. Sie werden emotional vernachlässigt, ausgegrenzt, abgelehnt oder gar feindselig behandelt. Diese Gewaltform ist für das soziale Umfeld schwer zu erkennen, da von den Eltern nach außen ein anderes Bild gezeigt wird. Das Kind lebt in einer Hölle, die es anderen nicht vermitteln kann und die es selbst nicht versteht. Die Identifikation mit dem negativen Bild der Eltern ist oft der einzige Weg, sich die Eltern als Liebesobjekte zu erhalten.

Der emotionale Missbrauch gilt als besonders traumatisierend.

»Keine Reaktion hervorzurufen, nicht gespiegelt zu werden, kann zu Gefühlen existenzieller Selbstentwertung führen und psychischen Vernichtungsschmerz auslösen. Man fühlt sich als Nichts und Niemand« (Bartens, 2020, S. 25). Emotionale Gewalt besitzt meist eine klarere Intentionalität als beispielsweise Wutausbrüche. Sie zielt auf Kränkung, Demütigung und Unterwerfung. Menschen, die emotional manipulierend und entwertend mit ihren Kindern umgehen, können nach außen sehr einnehmend auftreten und das soziale Umfeld für sich gewinnen. Werden die Kinder sozial auffällig, stoßen sie oft auf großes Unverständnis.

Parentifizierung als intergenerationale Weitergabe

Als ein weiterer Mechanismus der transgenerationalen Weitergabe ist die Parentifizierung anzusehen. Insbesondere bei Kindern psychisch kranker Eltern entwickelt sich im Laufe der elterlichen Erkrankung häufig eine Parentifizierung der Kinder, überwiegend in der mittleren Kindheit und der Adoleszenz. Schätzungen zufolge leben in Deutschland jedes Jahr etwa drei bis vier Millionen Kinder mit einem Elternteil mit psychiatrischer Erkrankung (Wiegand-Grefe & Plass, 2015).

Die Folgen der Parentifizierung sind weniger eindeutig negativ als andere Rollenzuweisungen (Ohntrup et al., 2011). So wird zwischen einer destruktiven und einer adaptativen Parentifizierung unterschieden. Die adaptative Parentifizierung ist durch ein anerkennendes und unterstützendes Verhalten der Eltern gekennzeichnet und kann als vorübergehende Phase, etwa während einer depressiven Krise der Mutter, die Selbstwirksamkeit des Kindes erhöhen und resilienzfördernd wirken (Völker, 2020). Ist die Krise bewältigt, sind die Eltern wieder in der Lage, die Elternrolle zu übernehmen und dem Kind damit wieder die Unterstützung für seine eigene Entwicklung zur Verfügung zu stellen.

Für viele geflüchtete Eltern ist die Orientierung in der Aufnahmegesellschaft oft auch nach Jahren noch schwer und ihre Sprachkenntnisse sind unsicher. Da die Kinder sich in der Regel durch Kindergarten und Schule schneller mit der deutschen Sprache und den gesellschaftlichen Strukturen zurechtfinden, geraten sie häufig in eine adaptative Parentifizierung. Diese ist nicht problematisch, wenn sie sich auf bestimmte Bereiche beschränkt und zeitlich so weit begrenzt ist, dass die Kinder dadurch noch ausreichend Zeit für sich haben. Zu Grenzüberschreitungen kann es dennoch kommen, wenn Kinder bei Arztbesuchen oder in Kliniken als Dolmetscher fungieren, weil sie in diesen Situationen Informationen über ihre Eltern erfahren können, die sie überfordern (wenn es beispielsweise um Erkrankungen der Eltern geht) oder die sowohl von den Eltern als auch von den Kindern als beschämend erlebt werden. Der Übergang zu einer die Kinder überfordernden Parentifizierung ist fließend. Gerade das Überschreiten von Schamgrenzen wirkt nachhaltig in der Eltern-Kind-Beziehung weiter. Das einmal Erfahrene kann nicht wieder vergessen werden.

Destruktive Parentifizierung bedeutet eine anhaltende Überforderung des Kindes durch nicht altersgemäße organisatorische oder emotionale Aufgaben und die Unterordnung der kindlichen Bedürfnisse unter die Bedürfnisse der Eltern. Diese Form der Parentifizierung führt zur Aufhebung der Generationengrenzen, »das heißt, das Kind wird als Erwachsener behandelt und muss in der Regel auch entsprechende Funktionen ausüben« (Erdheim, 2006, S. 25). Für die Kinder bedeutet dies, dass sie die Anforderungen häufig durch eine forcierte Ich-Entwicklung bewältigen. Sie besitzen ein ausgeprägtes Verantwortungsgefühl, sind überverantwortlich und überfürsorglich gemessen am altersgemäßen Verhalten, erledigen Aufgaben im Haushalt wie Einkaufen, Kochen, Saubermachen oder Aufräumen und kümmern sich um jüngere Geschwister. Leben die Familien zudem sozial isoliert, kann die Parentifizierung ein Ausmaß annehmen, das eine akute Kindeswohlgefährdung bedeutet, weil die Kinder für eigene Bedürfnisse und Entwicklungsschritte viel zu wenig Raum haben und entsprechende Entwicklungsdefizite aufweisen (Loch, 2014).

Häufig sind die Kinder zusätzlich Ansprechpartner für die emotionalen Probleme des erkrankten Elternteils, was eine Überforderung bei gleichzeitiger narzisstischer Erhöhung des Kindes darstellt. Von einem Elternteil als ebenbürtiger Gesprächspartner wahrgenommen zu werden, schmeichelt einerseits und kann das Kind auch mit Gefühlen von Stolz erfüllen. Andererseits untergräbt die emotionale Überforderung das Selbstwertgefühl. Kinder, die von ihren Eltern über Jahre in dieser Form missbraucht wurden, fühlen sich als Erwachsene oft als Schauspieler oder gar als Hochstapler. Sie werden von anderen als kompetent und verantwortungsbewusst wahrgenommen – und sind dies auch –, tragen dabei aber immer das Gefühl der Überforderung mit sich. Die Angst vor einem Kontrollverlust kann zu ausgeprägtem Kontrollverhalten führen. Dass sich daraus in der Adoleszenz eine Anorexie entwickelt, ist ein möglicher Bewältigungsversuch, weil die ständige Kontrolle des Essens ein Gefühl von Sicherheit und Selbstwirksamkeit gibt, das ansonsten fehlt.

Die beschriebenen Rollen, die Kinder für ihre Eltern einnehmen, und die Parentifizierung können den ohnehin nicht leichten adoleszenten Ablösungsprozess zusätzlich erschweren. Die Adoleszenz ist mit ihren Entwicklungsanforderungen der Ablösung von den Eltern, der Suche nach einem eigenen sozialen Netzwerk, der sexuellen Identitäts- und Beziehungsfindung sowie den Fragen nach den angestrebten Lebenszielen auch für die Eltern eine psychische Herausforderung. Sie verlangt von diesen ebenfalls eine Trennungs- und Trauerarbeit sowie teilweise auch eine eigene neue Lebensorientierung. Die Adoleszenz kann daher auch als eine Zeit erhöhter intergenerationeller Dynamiken verstanden werden.

> »Insofern es um Potenziale geht und nicht um etwas Gewährleistetes, stellt Adoleszenz einen ›Möglichkeitsraum‹ dar […] – einen Möglichkeitsraum, aus dem Neues hervorgehen kann. Ob und wie diese transformativen Potenziale der Adoleszenz genutzt werden können, hängt insbesondere auch von den intergenerationalen Bedingungen ab, die diesen Möglichkeitsraum konstituieren, denn Entwicklungsprozesse der Adoleszenz sind spezifische Veränderungen in Generationenbeziehungen« (King, 2006, S. 219).

Auf der Seite der Eltern können eigene ungelöste Konflikte ihrer Adoleszenz reaktiviert werden. Zudem konfrontiert das Erwachsenwerden der eigenen Kinder mit dem Fortschreiten der Generationenfolge und damit mit dem Thema der Endlichkeit des eigenen Lebens. Die Adoleszenz der Kinder katapultiert die Eltern in eine neue Entwicklungsphase, die auch bei den Eltern schwere Krisen oder Konkurrenz- und Neidgefühle auslösen kann. Mütter, die alles tun, um für die Schwester der Tochter gehalten zu werden, sind ein populäres Beispiel.

Spuren von elterlichem Neid lassen sich in vielen Behandlungen finden. Eine Patientin konnte kaum etwas Schönes für sich kaufen, ohne nicht gleichzeitig darüber nachzudenken, was sie der Mutter schenken könnte. Eine andere Patientin hatte das Gefühl, sie müsse der Mutter dieselbe Tasche kaufen, die sie für sich gekauft hatte, weil die Mutter sonst enttäuscht sein könnte. Der elterliche Neid ist unbewusst, die Kinder haben sich mit dem Neid der Eltern identifiziert und entwickeln Schuldgefühle, wenn sie sich etwas Gutes tun, ohne dabei die Eltern mitzubedenken und mitzubeschenken. Beide genannten Patientinnen, die unbewusst mit dem Introjekt des mütterlichen Neids identifiziert waren, waren schon früh in die Parentifizierung gegenüber ihren Müttern geraten und litten unter ausgeprägten Selbstzweifeln, starken Scham- und Schuldgefühlen sowie Verlassenheitsängsten.

Parentifizierung wird in der Literatur auch mit der Entwicklung eines *falschen Selbst* (Winnicott, 2020) in Verbindung gebracht. Das falsche Selbst hat dabei eine Abwehr- und Schutzfunktion für das *wahre Selbst*. Je nach Ausprägungsgrad führt das falsche Selbst zu fassaderen Beziehungen, innerer Orientierungslosigkeit und fehlenden Verbindungen mit der eigenen Lebensgeschichte. In der Schule fühlen sich parentifizierte Kinder häufig als Außenseiter. Sie können mit den unbelasteten Umgangsformen nichts anfangen, erleben diese als albern oder oberflächlich, neigen zur Intellektualisierung und wirken häufig »altklug« (Völker, 2020).

In erwachsenen Beziehungen kann sich die Parentifizierung zu einem Helfersyndrom wandeln, womit das unbewusste Beziehungsmuster, eigene Bedürfnisse für das Wohlbefinden anderer zurückzustellen, aufrechterhalten wird und werden kann. Bei starker Parentifizierung und der sich aus diesem Beziehungsmuster irgendwann im Erwachsenenalter ergebenden Erschöpfung bis zum möglichen depressiven Zusammenbruch ist es für die Betroffenen teilweise gar nicht mehr möglich, eigene Bedürfnisse und Wünsche wahrzunehmen. Das Gefühl, nicht zu wissen, wer man eigentlich ist, stellt sich ein und kann der Ausgangspunkt sein für einen schmerzhaften Prozess des Wiederfindens eigener Vitalität.

Transgenerationalität – Resümee und Ausblick

Die Möglichkeit der transgenerationalen Weitergabe von Traumata und schweren psychischen Belastungen kann als belegt gelten. Generalisierungen sind jedoch zu vermeiden. Es existieren viele unterschiedliche Faktoren, die einer transgenerationalen Weitergabe entgegenwirken oder diese abschwächen können.

Bei sozialen Traumata findet die Weitergabe nicht primär und ausschließlich über die familiären Strukturen statt, sondern das Trauma ist im sozialen Umfeld und im familiären Alltag immer – mehr oder weniger – präsent. Es begleitet die Menschen durch ihr Leben und kann durch Auslöser, die an vorbewusste Inhalte anknüpfen, als Trauer, Angst und Wut wieder durchbrechen. Dass die zweite und dritte Generation der Holocaust-Überlebenden sich abgesehen von einer erhöhten Stressanfälligkeit in epidemiologischen Studien psychopathologisch nicht von anderen Gruppen unterscheiden, wird vor allem damit erklärt, dass die elterlichen Kompetenzen der Überlebenden der weitaus großen Mehrheit offenbar umfassend zur Verfügung standen. Für die klinisch stark belastete Teilgruppe der zweiten Generation werden in der Literatur typische Probleme beschrieben, die mit dem unbewussten Ineinanderschieben der Generationen (Teleskoping, Transposition, primitive Identifizierung) konzeptionell zu fassen versucht wurden. Die Stressbelastung der zweiten und dritten Generation ist deutlich abhängig von der gesellschaftlichen Umgebung und deren Umgang mit dem Holocaust sowie mit Antisemitismus, was vor allem für das Leben in Deutschland, der Tätergesellschaft, eine erhebliche Rolle spielt. Die Bedeutung der Anerkennung des erlittenen Unrechts wird auch deutlich in der besseren gesundheitlichen Verfassung und sozialen Integration derjenigen, die eine Entschädigung erhalten haben.

Eine stabile und sichere Mutter-Kind-Beziehung – auch Pflegeperson-Kind-Beziehung – konnte in unterschiedlichen Längsschnittstudien als wichtiger Schutzfaktor bezüglich der kindlichen Entwicklung, zum Beispiel in Armutsfamilien oder bei Kindern mit Geburtsproblemen, identifiziert werden. Dabei zeigte sich auch, dass sich das Bindungsmuster von Kleinkindern in den ersten Lebensjahren verändern kann und dass diese Veränderung mit Entlastungen der Mutter und ihrer stärkeren sozialen Unterstützung zusammenhängt. Andere wichtige Bezugspersonen und stabile Sozialstrukturen können eine positive Entwicklung auch bei frühen Belastungen fördern.

Forschungen zu Heimunterbringungen und Deprivation zeigten ebenfalls die Wichtigkeit der frühen Mutter-Kind-Beziehung. Ohne emotionale Zuwendung und Interaktion verkümmern Säuglinge und Kleinkindern mit schweren psychischen und körperlichen Entwicklungsstörungen. Die frühen affektiven Interaktions- und Regulierungsprozesse zwischen Bezugspersonen und Säugling bzw. Kleinkind stellen einen der wichtigsten Kanäle der transgenerationalen Weitergabe dar. In der mittleren Kindheit spielen Rollenzuweisungen, wie Horst-Eberhard Richter sie beschrieben hat, verstärkt eine Rolle ebenso wie die Parentifizierung, die Rollenumkehr zwischen Eltern und Kind. Die Adoleszenz ist eine Entwicklungsphase, die die intergenerationalen Beziehungen dynamisiert und unbewältigte Trennungs- und Verlusterlebnisse der Eltern aktualisieren kann.

Diskutiert werden zudem verschiedene biologische und neurobiologische Prozesse, die bei Traumata und deren Weitergabe eine Rolle spielen. Grundsätzlich halte ich die zuvor zitierte Aussage von Alan L. Sroufe (2022) für bedenkenswert, dass es verwunderlich wäre, wenn es nicht auf körperlicher Ebene diverse Entsprechungen zu den psychischen Problemen geben würde. Erfahrungen in der Mutter-Kind-Interaktion haben einen Einfluss auf neuronale Wachstumsprozesse mit Auswirkungen auf die motorische, kognitive, affektive und Verhaltensentwicklung. Länger anhaltende Deprivationserfahrungen haben bei Säuglingen dramatische Folgen für die Gehirnentwicklung (Brisch, 2012). Ein erhöhter Cortisolspiegel, epigenetische Faktoren, die Methylierung von Genen sowie verschiedene Biomarker werden als wichtige biologische Faktoren der transgenerationalen Weitergabe diskutiert.

Bei genauerer Sichtung sind viele der diskutierten Faktoren nicht so eindeutig, wie es häufig dargestellt wird. Kritisch und differenziert zur Suche nach Biomarkern und den Ergebnissen der Epigenetik äußert sich Kellermann (2018), der die epigenetischen Mechanismen grundsätzlich als mögliches integratives Moment ansieht, das die Lücke zwischen epidemiologischen Studien und Meta-Analysen einerseits und zahlreichen Einzelfallstudien andererseits überbrücken könnte. Ein bio-psycho-soziales Erklärungsmodell ist für ihn der vielversprechendste Versuch, die ursächlichen Wege zu verstehen, wann Personen bei welchen Belastungen Resilienz oder Vulnerabilität zeigen (Kellermann, 2024).

Das Wissen um die bewusste wie auch unbewusste transgenerationale Weitergabe erfordert die Einnahme einer Mehrgenerationenperspektive, wie sie in der Familientherapie üblich ist, und lässt eine erweiterte biografische Anamnese, wie sie bereits von Annemarie Dührssen (2011) vorgeschlagen wurde, als sinnvoll erscheinen. Die Bedeutung der Lebensgeschichte für die aktuellen psychischen Belastungen und Symptome (Döll-Hentschker, 2018) erschließt sich erst wirklich, wenn auch transgenerationale bewusste und unbewusste Weitergaben mitbedacht werden. Werner Bohleber (1997) betont die Notwendigkeit, im psychotherapeutischen Prozess mit Nachkommen der Täter nicht nur die Übertragung zu deuten, sondern auch rekonstruktiv zu arbeiten, um die Identifizierungsprozesse mit der Vergangenheit der Eltern und Großeltern aufklären zu können.

Häufig verfügen Patienten nicht über genauere Informationen zum Lebenslauf ihrer Eltern und noch häufiger wissen sie kaum etwas über die Großeltern. Soweit Eltern und Großeltern noch leben und für Nachfragen zur Verfügung stehen, kann ein konstruktiver Austauschprozess entstehen. Dies tritt nach meiner klinischen Erfahrung jedoch eher selten ein. Nachfragen bei Eltern oder anderen Verwandten führen dort, wo der Umgang mit der Familiengeschichte von Verschweigen und Verleugnungen geprägt ist, selten zu relevanten oder vertrauenswürdigen Informationen. Bei erwachsenen Pflege- oder Adoptivkindern existieren die betreffenden Akten häufig nicht mehr. Die Realität bleibt in diesen Fällen weitgehend oder in Teilen unbekannt, kann nur bruchstückhaft rekonstruiert werden.

Transgenerationalität betont die Bedeutung der realen Beziehungserfahrungen mit ihren bewussten und unbewussten Anteilen. Dies gilt auch für den für die Psychoanalyse zentralen Mythos von Ödipus. Das ausgesetzte Kind Ödipus ist eingebunden in eine Generationenfolge traumatisierter Väter und in eine Gesellschaft, die den Kindsmord toleriert. Transgenerationale Weitergabe mitzudenken bedeutet eine Sensibilisierung für erlebte Gewalt, Zerstörung, Ausgrenzung und deren Folgen. Im Feld der psychodynamischen Psychotherapien bedeutet sie jedoch nicht, eine spezifische Behandlungstechnik oder spezifische Interventionskonzepte zu entwickeln, zumal sich Hinweise verstärken, dass störungsspezifische Behandlungskonzepte bei den meisten Störungen nur bedingt effizient sind (Sell & Benecke, 2020). Der Schwerpunkt liegt vielmehr auf dem Verstehen, wie die Lebensgeschichte im Hier und Heute wirkt und wie sie das Leben einschränkt. Gelingt ein sowohl kognitiver als auch emotionaler Zugang zu den vergangenen Traumatisierungen, entstehen Erkenntnisprozesse, hinter die es kein Zurück mehr gibt. Damit können Weitergabeprozesse erheblich reduziert, wenn nicht gar unterbrochen werden.

Viele Menschen suchen gerade aus dieser Motivation heraus nach einer Psychotherapie: Sie fürchten, ihre eigenen schlechten Erfahrungen an ihre Kinder weiterzugeben, oder sie spüren, dass sich in ihre mütterliche oder väterliche Rolle Verhaltensweisen einschleichen, die sie als fremd erleben, ablehnen und die sie mit ihrer Geschichte in Verbindung bringen. Es sollte bei der Darstellung der möglichen Transmissionswege deutlich geworden sein, wie vielfältig und individuell die Entwicklungswege sind. Verallgemeinerungen über transgenerationale Weitergaben sollten vermieden werden, denn diese finden keinesfalls zwangsläufig statt, und Generalisierungen stehen in der Gefahr, Stigmatisierungen beispielsweise psychisch erkrankter Menschen oder der Nachkommen von traumatisierten oder schwer belasteten Eltern zu befördern.

Welche Bedeutung hat das Verständnis der transgenerationalen Weitergabe für die psychoanalytische Entwicklungstheorie? Der Begriff des *Familienkomplexes* (siehe hierzu auch Döll-Hentschker, 2017) ist einer der »liegen gebliebenen« Begriffe, an den ich anknüpfen möchte, um klassische Entwicklungskonzepte mit dem aktuellen Verständnis der Eltern-Kind-Beziehung und der Transgenerationalität zu verknüpfen. Erstmals taucht der Begriff bei Sigmund Freud (1904) in der *Psychopathologie des Alltagslebens* auf, hier im Zusammenhang und als mögliche Ursache des Vergessens. In den *Vorlesungen zur Einführung in die Psychoanalyse* ordnet Freud dem Begriff des Familienkomplexes alle Varianten der in einer Familie möglichen Komplexe unter:

> »Versäumen wir nicht hinzuzufügen, daß häufig die Eltern selbst einen entscheidenden Einfluß auf die Erweckung der Ödipuseinstellung des Kindes üben, indem sie selbst der geschlechtlichen Anziehung folgen, und wo mehrere Kinder sind, in der deutlichsten Weise der Vater das Töchterchen und die Mutter den Sohn in ihrer Zärtlichkeit bevorzugen. Aber die spontane Natur des kindlichen Ödipuskomplexes kann nicht einmal durch dieses Moment ernstlich erschüttert werden. Der Ödipuskomplex erweitert sich zum Familienkomplex, wenn andere Kinder dazukommen. Er motiviert nun mit neuerlicher Anlehnung an die egoistische Schädigung, daß diese Geschwister mit Abneigung empfangen und unbedenklich durch den Wunsch beseitigt werden. Diesen Haßempfindungen geben die Kinder sogar in der Regel weit eher wörtlichen Ausdruck als den aus dem Elternkomplex entspringenden« (Freud, 1917, S. 345f.).

Wir finden bei Freud auf engstem Raum nicht nur den Ödipuskomplex, sondern ebenfalls den Familienkomplex, den Elternkomplex und – zumindest implizit – den Geschwisterkomplex. Allerdings werden alle diese Komplexe primär im Kind verortet. Mit den theoretisch-klinischen Weiterentwicklungen der Psychoanalyse, dem Einbezug der Gegenübertragung und schließlich dem Szenischen Verstehen und der Rollenübernahme als wichtigen klinischen Konzepten, mit der Differenzierung der Objektbeziehungstheorie und mit der feministischen Kritik am ausschließlich an der männlichen Entwicklung gedachten Ödipuskomplex wandelte bzw. erweiterte sich das Verständnis. Alle diese Entwicklungen führen zur Erweiterung des Ödipuskomplexes um elterliche unbewusste Fantasien, mit denen sich das Kind von

Beginn an auseinandersetzen muss und die daher in die kindliche Gestaltung des Ödipuskomplexes einfließen.

Die gesamte Familiendynamik ist letztlich Teil des Ödipuskomplexes. Schon der Ödipusmythos ist nicht nur die Geschichte eines Vatermords, sondern auch die Geschichte eines verstoßenen, traumatisierten Kindes, das eigentlich sterben sollte. Der Laioskomplex (Ross, 1982; Levy, 2011) und die Rolle von Iokaste sind für ein Verständnis der Familiendynamik in das psychodynamische Denken einzubeziehen. Und auch Laios ist ein traumatisierter Sohn. Im Ödipus-Mythos ist – so könnte man sagen – die transgenerationale Weitergabe von Traumata bereits enthalten. »Als eine analytische Allegorie betrachtet, stellt der Ödipusmythos deshalb nicht nur die phantasmatische Fiktion eines vier- bis fünfjährigen Knaben dar, sondern auch das Ergebnis einer schlechten Vater- und Elternschaft über Generationen hinweg« (Mertens, 1993, S. 217).

Dennoch findet dieses Wissen noch wenig Eingang in die klinische Arbeit. »Anstatt aber die ganze Geschichte, die ihren Ausgang vom Neid der älteren Generation auf die Nachfolgende nahm, in ihrer Komplexität zu berücksichtigen, sind wir meist auf den ödipalen Neid des Kindes […] ausgerichtet« (Günter, 2015, S. 130). Dabei spielt in der »Welt der realen Handlungen« (ebd., S. 131) die Destruktivität der Eltern gegenüber ihren Kindern eine weitaus größere Rolle. Die Tötung von Eltern durch ihre Kinder, so Günter, ist ein äußerst seltenes Ereignis. Dagegen würden allein in Deutschland pro Jahr mindestens hundert Kinder von ihren Eltern getötet. Der Neid auf die Versorgung und die Vitalität der Kinder spiele dabei vermutlich eine wesentliche Rolle.

Betrachtet man den Familienkomplex als einen von allen Beteiligten gestalteten Komplex, dann bietet er Anknüpfungsmöglichkeiten sowohl für die klassischen Themen, die im Ödipuskomplex thematisiert werden, als auch für die Bedeutung der transgenerationalen Weitergabe. Nicht nur die Kinder müssen die Generationengrenze akzeptieren, sondern ebenso die Eltern und Bezugspersonen. Und alle Beteiligten müssen psychisch ausbalancieren können, dass die anderen eigenständige Beziehungen haben, aus denen sie selbst ausgeschlossen sind. Triangulierung betrifft alle Beteiligten und ist in den verschiedenen Lebensphasen immer wieder neu zu gestalten und zu erhalten. Gerade in der Beziehung zu Kindern werden im Laufe der Entwicklungsprozesse immer wieder eigene Wunden der Eltern angestoßen oder gar aufgerissen, was für die Eltern Anforderung und Chance zugleich ist. Dies kulminiert oft in der Zeit der Adoleszenz der Kinder.

Ein Familienkomplex sollte als theoretisches Konzept schließlich auch Anschluss an die verschiedenen Familienformen ermöglichen, die es heute gibt, und nicht nur auf die klassische Mutter-Vater-Kind(er)-Konstellation bezogen werden. Damit würden sich auch Anschlussmöglichkeiten an die aktuelle Familiensoziologie ergeben. Eine Bewegung der psychoanalytischen Theorie von der Zwei-Personen-Psychologie hin zur Gruppe findet sich auch in der Weiterentwicklung des Mentalisierungskonzepts und im Konzept des epistemischen Vertrauens. Außerdem werden die bisher theoretisch überwiegenden vertikalen Beziehungsstrukturen zwischen Erwachsenen und Kind um die horizontalen Beziehungen – die Geschwisterbeziehungen und Gleichaltrigenbeziehungen – erweitert, die ab der mittleren Kindheit eine zunehmende Bedeutung gewinnen.

Die Bedeutung der intergenerationalen Dynamisierung in der Adoleszenz für die Heranwachsenden und die Erwachsenen führt von der Transgenerationalität zur Generativität (King, 2006). Mit *Generativität* ist weniger die biologische Reproduktion eigener Nachkommen gemeint, vielmehr beinhaltet sie die Haltung der Erwachsenen oder Älteren gegenüber den Jüngeren. Eine generative Haltung beinhaltet Fürsorge und Verantwortungsübernahme für zukünftige Generationen über den eigenen Tod hinaus. Dies verlangt eine Auseinandersetzung mit der eigenen Endlichkeit und dem Neid auf die Jüngeren (King, 2020). Die transgenerationale Weitergabe von Wissen und Ressourcen bedeutet für die ältere Generation immer auch, die eigene Ablösung vorzubereiten, weshalb King (2022) von einer grundlegend ambivalenten Generationenspannung spricht.

Dieser erweiterte Begriff von Generativität geht auf Erik Eriksons Entwicklungsmodell zur Lebensspanne zurück. Er definierte das mittlere Erwachsenenalter mittels der Pole Generativität versus Stagnation (Erikson, 1988). Dan P. McAdams und Williams L. Dunlop (2022) fanden in erzählten Lebensgeschichten eine zunehmende Beschäftigung mit Themen der Generativität im mittleren Erwachsenenalter, was Eriksons Konzept bestätigt. Die von Erikson postulierte generative Haltung der Fürsorge greift Jack J. Bauer (2021) als Werteorientierung an eudaimonischem Wachstum auf, die sich in erzählten Lebensgeschichten als narratives Thema finden lasse. Generativität als Fürsorge für künftige Generationen und für die Gesellschaft sei ein integraler Bestandteil von psychischer Gesundheit und Wohlbefinden. Auch im höheren Lebensalter erweist sich Generativität als wichtiger Faktor für subjektives Wohlbefinden (siehe etwa Becchetti & Bellucci, 2021; Villar et al., 2021).

Die Begrenztheit eigener Möglichkeiten führt häufig zu (unbewusstem) Neid auf die jüngere Generation, was eine generative Haltung *be*hindert, wenn nicht gar *ver*hindert (Günter, 2015). Der Neid der Eltern auf die Vitalität und Jugend ihrer Kinder oder allgemeiner der Neid der Älteren auf die Jüngeren wird weitgehend verleugnet. Er findet seinen Ausdruck in übermäßiger Kritik, Entwertungen, versteckt sich in autoritär-verbietenden Erziehungspraktiken oder auch in institutionell organisierten Zugangsbarrieren, die verhindern, dass Jüngere »zu früh« Mitspracherechte erhalten. Die Reflexion der mit dem Alter zunehmenden Begrenztheit eigener Möglichkeiten ist schmerzhaft und lässt den eigenen Neid spürbar werden. Eingestandener Neid ist weniger destruktiv und kann durch eine generative Haltung, die auch zum eigenen Wohlbefinden beiträgt, gemildert werden. Eine solche Haltung einnehmen zu können – was angesichts der Situation in der Welt mehr als dringlich ist –, verlangt aber auch, sich der transgenerationalen Dynamiken und Weitergaben bewusst zu werden und destruktive Weitergabeprozesse zu reduzieren. Dies gelingt nicht ohne eine Aufarbeitung der Vergangenheit, individuell und gesellschaftlich.

Literatur

Abraham, K. (1998). Zur Psychoanalyse der Kriegsneurosen. In Ders. (Hrsg.), *Psychoanalytische Studien, Band 2* (S. 58–66). Psychosozial-Verlag.

Ahlheim, R. (1985). »Bis ins dritte und vierte Glied«. Das Verfolgungstrauma in der Enkelgeneration. *Psyche – Z Psychoanal, 39*(4), 330–354.

Aly, G. (1985). Medizin gegen Unbrauchbare. In G. Aly, A. Ebbinghaus, M. Hamann, F. Pfäfflin & G. Preissler (Hrsg.), *Aussonderung und Tod. Die klinische Hinrichtung der Unbrauchbaren* (S. 9–107). Rotbuch.

Aly, G., Heim, S., Kárny, M., Kirchberger, P. & Konieczny, A. (1987). *Sozialpolitik und Judenvernichtung. Gibt es eine Ökonomie der Endlösung?* Rotbuch.

Antonovsky, A. (1997). *Salutogenese. Zur Entmystifizierung der Gesundheit.* dgvt.

Bachar, E., Cale, M., Eisenberg, J. & Dasberg, H. (1994). Aggression expression in grandchildren of Holocaust survivors. A comparative study. *Israel Journal of Psychiatry and Related Sciences, 31*(1), 41–47.

Bakó, T. & Zana, K. (2018). The vehicle of transgenerational trauma: The transgenerational atmosphere. *American Imago, 75*, 271–285. https://doi.org/10.1353/aim.2018.0013

Bar-On, D. (1993). *Die Last des Schweigens. Gespräche mit Kindern von Nazi-Tätern.* Campus.

Barel, E., van IJzendoorn, M. H., Sagi-Schwartz, A. & Bakermans-Kranenburg, M. J. (2010). Surviving the holocaust: A meta-analysis of the long-term sequelae of a genocide. *Psychological Bulletin, 136*(5), 677–698. https://doi.org/10.1037/a0020339

Barocas, H. A. & Barocas, C. B. (1979). Wounds of the fathers: The next generation of holocaust victims. *International Review of Psycho-Analysis, 6*, 331–340.

Bartens, W. (2020). Emotionale Gewalt – die unsichtbare Keule. In M. Büttner (Hrsg.), *Handbuch Häusliche Gewalt* (S. 24–36). Schattauer.

Bauer, J. J. (2021). *The transformative self. Personal growth, narrative identity, and the good life*. Oxford University Press.

Becchetti, L. & Bellucci, D. (2021). Generativity, aging and subjective well-being. *International Review of Economics, 68*, 141–184. https://doi.org/10.1007/s12232-020-00358-6

Bekerman-Greenberg, R. (2020). Third generation. In I. Brenner (Hrsg.), *The handbook of psychoanalytic Holocaust studies. International perspectives* (S. 119–126). Routledge.

Bellis, M. A., Hughes, K., Ramos Rodriguez, G., Sethi, D. & Passmore, J. (2019). Life course health consequences and associated annual costs of adverse childhood experiences across Europa and North America: A systematic review and meta-analysis. *Lancet Public Health, 4*(10), e517–528. https://doi.org/10.1016/S2468-2667(19)30145-8

Bernsen, E. & Kunze, L. (2023). *Konferenzbericht: Der lange Schatten traumatisierender Vergangenheit. Zehn richtungsweisende Erkenntnisse nach dem Symposium »Transgenerationale«*. AMCHA Deutschland e.V.

Bernstein, J. (2023). *Zerspiegelte Welten. Antisemitismus und Sprache aus jüdischer Perspektive*. Beltz Juventa.

Berzenski, S. R. & Yates, T. M. (2010). A developmental process analysis of the contribution of childhood emotional abuse to relationship violence. *Journal of Aggression, Maltreatment & Trauma, 19*, 180–203. https://doi.org/10.1080/10926770903539474

Berzenski, S. R., Yates, T. M. & Egeland, B. (2014). A multidimensional view of continuity in intergenerational transmission of child maltreatment. In J. E. Korbin & R. D. Krugman (Hrsg.), *Handbook of child maltreatment* (S. 115–129). Springer Science. https://doi.org/10.1007/978-94-007-7208-3_6

Bohleber, W. (1997). Trauma, Identifizierung und historischer Kontext. Über die Notwendigkeit, die NS-Vergangenheit in den psychoanalytischen Deutungsprozess einzubeziehen. *Psyche – Z Psychoanal, 51*(9), 958–995. https://doi.org/10.21706/ps-51-9-958

Bohleber, W. (2000). Die Entwicklung der Traumatheorie in der Psychoanalyse. *Psyche – Z Psychoanal, 54*(9/10), 797–839. https://doi.org/10.21706/ps-54-9-797

Bohleber, W. (2008). Wege und Inhalte transgenerationaler Weitergabe. Psychoanalytische Perspektiven. In H. Radebold, W. Bohleber & J. Zinnecker (Hrsg.), *Transgenerationale Weitergabe kriegsbelasteter Kindheiten. Interdisziplinäre Studien zur Nachhaltigkeit historischer Erfahrungen über vier Generationen* (S. 107–118). Juventa.

Bohleber, W. (2020). Psychotraumatologie – Psychodynamische Psychotherapie – Psychoanalyse. Ein nicht immer leichtes Verhältnis. *Psychodynamische Psychotherapie, 19*(1), 51–70. https://doi.org/10.21706/pdp-19-1-51

Bowlby, J. (1940). The influence of early environment in the development of neurosis and neurotic character. *International Journal of Psychoanalysis, 21*, 154–178.

Bowlby, J. (1959). Über das Wesen der Mutter-Kind-Bindung. *Psyche – Z Psychoanal, 13*(7), 415–456.

Bowlby, J. (2021). *Frühe Bindung und kindliche Entwicklung* (8. Aufl.). Ernst Reinhardt.

Bowlby, J., Robertson, J. & Rosenbluth, D. (1952). A two-years-old goes to hospital. *Psychoanalytic Study of the Child, 7*, 82–94. https://doi.org/10.1080/00797308.1952.11823154

Brainin, E. & Kaminer, I.J. (1982). Psychoanalyse und Nationalsozialismus. *Psyche – Z Psychoanal, 36*(11), 989–1012.

Brecht, K., Friedrich, V., Hermanns, L.M., Kaminer, I.J. & Juelich, D.H. (Hrsg.). (1985). *»Hier geht das Leben auf eine sehr merkwürdige Weise weiter …« Zur Geschichte der Psychoanalyse in Deutschland*. Michael Kellner.

Brisch, K.H. (2012). Intergenerationale Bindungen, Trauma und Dissoziation: Ursachen, Therapie und Prävention. In M. Huber & R. Plassmann (Hrsg.), *Transgenerationale Traumatisierung. Tagungsband zur DGTD-Tagung im September 2011 in Bad Mergentheim* (S. 99–126). Junfermann.

Calarasanu, C., Schultz-Venrath, U. & Messner, H. (Hrsg.). (2023). *A psychoanalytic exploration of social trauma. The inner worlds of outer realities*. Routledge. https://doi.org/10.4324/9781003269649

Campos, J.J., Hiatt, S., Ramsay, D., Henderson, C. & Svejda, M. (1978). The emergence of fear on the visual cliff. In M. Lewis & L.A. Rosenblum (Hrsg.), *The development of affect* (S. 149–182). Plenum.

Chamberlain, S. (1997). *Adolf Hitler, die deutsche Mutter und ihr erstes Kind. Über zwei NS-Erziehungsbücher*. Psychosozial-Verlag.

Clemens, V., Köhler-Dauner, F., Keller, F., Ziegenhain, U., Fegert, J.M. & Kölch, M. (2021). Gewalt in intimen Partnerschaften und psychische Probleme bei Kindern und Jugendlichen. Online-Survey während der COVID-19-Pandemie. *Psychotherapeut, 66*, 209–216. https://doi.org/10.1007/s00278-021-00501-w

Coates, S.W. (2018). Können Babys Traumata im Gedächtnis behalten? Symbolische Formen der Repräsentation bei frühkindlicher Traumatisierung. *Psyche – Z Psychoanal, 72*(12), 993–1021. https://doi.org/10.21706/ps-72-12-993

Cohen, M., Brom, D. & Dasberg, H. (2001). Child survivors of the Holocaust: Symptoms and coping after fifty years. *Israel Journal of Psychiatry and Related Sciences, 38*(1), 3–12.

Döll-Hentschker, S. (2017). Geschwister(er)leben – eine zu wenig beachtete psychische Dimension. Eine Literaturübersicht. *Psyche – Z Psychoanal, 71*(9/10), 738–779. https://doi.org/10.21706/ps-71-9-738

Döll-Hentschker, S. (2018). Die Bedeutung der Lebensgeschichte. In A. Gumz & S. Hörz-Sagstetter (Hrsg.), *Psychodynamische Psychotherapie in der Praxis* (S. 86–98). Beltz.

Dührssen, A. (2011). *Die biographische Anamnese unter tiefenpsychologischem Aspekt*. Schattauer.

Durst, N. (2010). Psychotherapie mit Child Survivors der Shoah. *Psyche – Z Psychoanal, 64*(4), 289–315.

Eckert, M., Richter, K.M., Mattheß, J., Koch, G., Reinhold, T., Vienhues, P., Berghöfer, A., Roll, S., Keil, T., Schlensog-Schuster, F., Klitzing, K.v., Ludwig-Körner, C. & Kuchinke, L. (2020). Postpartale psychische Erkrankungen: Versorgungslage und Wirksamkeit der Eltern-Säugling-

Kleinkind-Psychotherapie. Vorstellung des Innovationsfondprojektes SKKIPPI. *Bundesgesundheitsblatt Gesundheitsforschung Gesundheitsschutz, 63*, 1538–1547. https://doi.org/10.1007/s00103-020-03242-4

Eissler, K.R. (1963). Die Ermordung von wievielen seiner Kinder muss ein Mensch symptomfrei ertragen können, um eine normale Konstitution zu haben? *Psyche – Z Psychoanal, 17*(5), 241–291.

Eitinger, L. (1990). KZ-Haft und psychische Traumatisierung. *Psyche – Z Psychoanal, 44*(2), 118–132.

Eitinger, L. (1992). Norwegische Untersuchungen über Spätschäden bei KZ-Häftlingen. In G. Hardtmann (Hrsg.), *Spuren der Verfolgung. Seelische Auswirkungen des Holocaust auf die Opfer und ihre Kinder* (S. 56–68). Bleicher.

Emde, R.N. (1983). The prerepresentational self and its affective core. *Psychoanalytic Study of the Child, 38*, 165–192. https://doi.org/10.1080/00797308.1983.11823388

Epstein, H. (1990). *Die Kinder des Holocaust. Gespräche mit Söhnen und Töchtern von Überlebenden.* Deutscher Taschenbuch Verlag.

Erdheim, M. (2006). Parentifizierung und Trauma. *psychosozial, 29*(103), 21–26.

Erikson, E.H. (1988). *Der vollständige Lebenszyklus.* Suhrkamp.

Faimberg, H. (1987). Die Ineinanderrückung (Telescoping) der Generationen. Zur Genealogie gewisser Identifizierungen. *Jahrbuch der Psychoanalyse, 20*, 114–142.

Fairbairn, W.R.D. (2000). Die Verdrängung und die Wiederkehr schlechter Objekte (unter besonderer Berücksichtigung der »Kriegsneurosen«). In Ders. (Hrsg.), *Das Selbst und die inneren Objektbeziehungen. Eine psychoanalytische Objektbeziehungstheorie* (S. 89–113). Psychosozial-Verlag.

Feinman, S. (1982). Social referencing in infancy. *Merrill-Palmer Quarterly, 28*(4), 445–470.

Felitti, V.J., Fink, P.J., Fishkin, R.E. & Anda, R.F. (2007). Ergebnisse der Adverse Childhood Experiences (ACE)-Studie zu Kindheitstrauma und Gewalt. Epidemiologische Validierung psychoanalytischer Konzepte. *Trauma & Gewalt, 1*(2), 18–32.

Felman, S. & Laub, D. (1992). *Testimony. Crisis of witnessing in literature, psychoanalysis, and history.* Routledge.

Felsen, I. (2017). Adult-onset trauma and intergenerational transmission: Integrating empirical data and psychoanalytic theory. *Psychoanalysis, Self and Context, 12*, 60–77. https://doi.org/10.1080/15551024.2017.1251185

Ferenczi, S. (1967). Sprachverwirrung zwischen dem Erwachsenen und dem Kind: Die Sprache der Zärtlichkeit und der Leidenschaft. Vorgetragen am XII. Internationalen Psychologischen Kongress in Wien (September 1932). *Psyche – Z Psychoanal, 21*(4), 256–265.

Ferenczi, S. (1984a). Die Psychoanalyse der Kriegsneurosen. In Ders., *Bausteine zur Psychoanalyse. Band 3: Arbeiten aus den Jahren 1908–1933* (S. 95–118). Ullstein.

Ferenczi, S. (1984b). Über zwei Typen der Kriegshysterie. In Ders., *Bausteine zur Psychoanalyse. Band 3: Arbeiten aus den Jahren 1908–1933* (S. 58–79). Ullstein.

Field, T., Healy, B., Goldstein, S., Perry, S., Bendell, D., Schanberg, S., Zimmermann, E. A. & Kuhn, C. (1988). Infants of depressed mothers show »depressed« behavior even with nondepressed adults. *Child Development, 59*(6), 1569–1579. https://doi.org/10.1111/j.1467-8624.1988.tb03684.x

Fischer, G. & Riedesser, P. (1999). *Lehrbuch der Psychotraumatologie* (2. Aufl.). Ernst Reinhardt.

Fonagy, P. (2003). Bindung, Holocaust und Ergebnisse der Kinderpsychoanalyse: Die Dritte Generation. In P. Fonagy & M. Target (Hrsg.), *Frühe Bindung und psychische Entwicklung. Beiträge aus Psychoanalyse und Bindungsforschung* (S. 161–193). Psychosozial-Verlag.

Fonagy, P., Campbell, C., Allison, E., Nolte, T. & Luyten, P. (2023). Epistemisches Vertrauen als entwicklungspsychologisches Konzept. In P. Fonagy & T. Nolte (Hrsg.), *Epistemisches Vertrauen. Vom Konzept zur Anwendung in Psychotherapie und psychosozialen Arbeitsfeldern* (S. 34–60). Klett-Cotta.

Fonagy, P., Gergely, G., Jurist, E. L. & Target, M. (2004). *Affektregulierung, Mentalisierung und die Entwicklung des Selbst*. Klett-Cotta.

Fraiberg, S., Adelson, E. & Shapiro, V. (1975). Ghosts in the nursery: A psychoanalytic approach to the problems of impaired infant-mother relationships. *Journal of the American Academy of Child and Adolescent Psychiatry, 14*(3), 387–421. https://doi.org/10.1016/S0002-7138(09)61442-4

Freud, A. & Burlingham, D. T. (1987). Kriegskinder. 12. Bericht aus den Kriegskinderheimen, Januar 1942. In Dies., *Die Schriften der Anna Freud. Band II: 1939–1945* (S. 496–561). Fischer Taschenbuch.

Freud, A. & Dann, S. (1987). Gemeinschaftsleben im frühen Kindesalter. In Dies., *Die Schriften der Anna Freud. Band IV: 1945–1956* (S. 1161–1228). Fischer Taschenbuch.

Freud, S. (1904). Zur Psychopathologie des Alltagslebens. *Gesammelte Werke, Band IV* (S. 5–322).

Freud, S. (1913). Totem und Tabu. *Gesammelte Werke, Band IX* (S. 1–194).

Freud, S. (1917). Vorlesungen zur Einführung in die Psychoanalyse. *Gesammelte Werke, Band XI* (S. 1–425).

Freud, S. (1919). Einleitung zu »Zur Psychoanalyse der Kriegsneurosen« (Internationale Psychoanalytische Bibliothek Nr. 1), Internationaler Psychoanalytischer Verlag, Leipzig und Wien 1919, *Gesammelte Werke, Band XII* (S. 321–324).

Freud, S. (1938). Abriss der Psychoanalyse, *Gesammelte Werke, Band XVII* (S. 63–138).

Freud, S. (1972). Über Kriegsneurosen, Elektrotherapie und Psychoanalyse. Ein Auszug aus dem Protokoll des Untersuchungsverfahrens gegen Wagner-Jauregg im Oktober 1920. *Psyche – Z Psychoanal, 26*(12), 939–951.

Freyberger, H., Glaesmer, H., Kuwert, P. & Freyberger, H. J. (2019). Transgenerationale Traumatransmission (am Beispiel der Überlebenden des

Holocaust). In G.H. Seidler, H.J. Freyberger, H. Glaesmer & S.B. Gahleitner (Hrsg.), *Handbuch der Psychotraumatologie* (3., überarb. u. erw. Aufl., S. 111–126). Klett-Cotta.

Freyberger, H.J. & Freyberger, H. (2007). Zur Geschichte der Begutachtungspraxis bei Holocaust-Überlebenden. *Trauma & Gewalt, 1*(4), 286–292.

Frie, R. (2014). Limits of understanding: Psychological experience, German memory and the Holocaust. *Psychoanalysis, Culture & Society, 19*(3), 255–271. https://doi.org/10.1057/pcs.2014.21

Frie, R. (2017). *Not in my family. German memory and responsibility after the Holocaust*. Oxford University.

Friedman, P. (1990). Aspekte einer Konzentrationslager-Psychologie. *Psyche – Z Psychoanal, 44*(2), 164–172.

Gampel, Y. (1992). Können diese Wunden heilen? In G. Hardtmann (Hrsg.), *Spuren der Verfolgung. Seelische Auswirkungen des Holocaust auf die Opfer und ihre Kinder* (S. 119–136). Bleicher.

Gampel, Y. (2020). Trans-generational fallout. In I. Brenner (Hrsg.), *The handbook of psychoanalytic Holocaust studies. International perspectives* (S. 103–110). Routledge.

Garstick, E. (2020). Traumatisierte Söhne werden Väter. Psychoanalytische Entwicklungshilfe für die Elternschaft. *Kinderanalyse, 28*(1), 53–69. https://doi.org/10.21706/ka-28-1-53

Gloger-Tippelt, G. (1999). Transmission von Bindung über die Generationen – Der Beitrag des Adult Attachment Interview. *Praxis der Kinderpsychologie und Kinderpsychiatrie, 48*, 73–85.

Gobodo-Madikizela, P. (Hrsg.). (2021). *History, trauma and shame. Engaging the past through second generation dialogue*. Routledge.

Goldhagen, D. (2012). *Hitlers willige Vollstrecker. Ganz gewöhnliche Deutsche und der Holocaust*. Pantheon, Penguin Random House.

Gomolin, R.P. (2019). The intergenerational transmission of holocaust trauma: a psychoanalytic theory revisited. *Psychoanalytic Quaterly, 88*(3), 461–500. https://doi.org/10.1080/00332828.2019.1616490

Grand, S. & Salberg, J. (2022). Generationsübergreifende Traumaweitergabe. In A. Hamburger, C. Hancheva & V.D. Volkan (Hrsg.), *Soziales Trauma. Ein interdisziplinäres Lehrbuch* (S. 221–228). Springer Nature. https://doi.org/10.1007/978-3-662-64997-8_22

Greenfeld, D., Reupert, A., Harris, N. & Jacobs, N. (2022). Between fear and hope: The lived experiences of grandchildren of Holocaust survivors: A qualitative systematic literatur review. *Journal of Loss and Trauma, 27*(2), 120–136. https://doi.org/10.1080/15325024.2021.1905320

Grinberg, L. & Grinberg, R. (1990). *Psychoanalyse der Migration und des Exils*. Verlag Internationale Psychoanalyse.

Grossmann, K.E. (2003). Emmy Werner: Engagement für ein Lebenswerk zum Verständnis menschlicher Entwicklung über den Lebenslauf. In K.H. Brisch & T. Hellbrügge (Hrsg.), *Bindung und Trauma: Risiken und Schutzfaktoren für die Entwicklung von Kindern* (S. 15–33). Klett-Cotta.

Grubrich-Simitis, I. (1979). Extremtraumatisierung als kumulatives Trauma.

Psychoanalytische Studien über seelische Nachwirkungen der Konzentrationslagerhaft bei Überlebenden und ihren Kindern. *Psyche – Z Psychoanal, 33*, 991–1023.

Grünberg, K. (1987). Folgen nationalsozialistischer Verfolgung bei jüdischen Nachkommen Überlebender in der Bundesrepublik Deutschland. *Psyche – Z Psychoanal, 41*(6), 492–507.

Grünberg, K. (2000). Zur Tradierung des Traumas der nationalsozialistischen Judenvernichtung. *Psyche – Z Psychoanal, 54*(9/10), 1002–1037.

Grünberg, K. & Markert, F. (2013). Todesmarsch und Grabeswanderung – Szenisches Erinnern der Shoah. Ein Beitrag zur transgenerationalen Tradierung extremen Traumas in Deutschland. *Psyche – Z Psychoanal, 67*(11), 1071–1099.

Grünberg, K. & Markert, F. (2016). Child Survivors – geraubte Kindheit. Szenisches Erinnern der Shoah bei Überlebenden, die als jüdische Kinder oder Jugendliche Opfer der Nazi-Verfolgungen waren. *Psyche – Z Psychoanal, 70*(5), 411–440.

Grunberger, B. (1988). Über die Monade. In Ders., *Narziss und Anubis: Die Psychoanalyse jenseits der Triebtheorie. Band 2* (S. 189–205). Verlag Internationale Psychoanalyse.

Günter, M. (2015). Das schwierige Verhältnis der Generationen: Angst, Neid und Dankbarkeit. *Kinderanalyse, 23*(2), 129–150.

Hagman, G. (1996). The role of the other in mourning. *Psychoanalytic Quarterly, 65*, 327–352.

Hamburger, A. (2017). Genocidal trauma. Individual and social consequences of assault on the mental and physical life of a group. In D. Laub & A. Hamburger (Hrsg.), *Psychoanalysis and Holocaust testimony. Unwanted memories of social trauma* (S. 66–91). Routledge.

Hamburger, A. (2022). Soziales Trauma – Ein Brückenkonzept. In A. Hamburger, C. Hancheva & V. D. Volkan (Hrsg.), *Soziales Trauma. Ein interdisziplinäres Lehrbuch* (S. 3–17). Springer Nature. https://doi.org/10.1007/978-3-662-64997-8_1

Hamburger, A., Hancheva, C. & Volkan, V. D. (Hrsg.). (2022). *Soziales Trauma. Ein interdisziplinäres Lehrbuch.* Springer Nature. https://doi.org/10.1007/978-3-662-64997-8

Haus am Dom (2015, 12. Juni). *Shoa-Überlebende – Ihr letzter Weg* [Video]. YouTube. www.youtube.com/watch?v=4tmQFnm9sUw

Heer, H. (2014). Der Skandal als vorlauter Bote. Deutsche Geschichtsdebatten als Generationengespräch. In J. Lohl & A. Moré (Hrsg.), *Unbewusste Erbschaften des Nationalsozialismus. Psychoanalytische, sozialpsychologische und historische Studien* (S. 25–146). Psychosozial-Verlag.

Held, T. (2019). Die potentiell traumatische Erfahrung – wie entscheidet sich, ob es zur Traumafolgestörung kommt? Lehren aus der Forschung an Holocaust-Überlebenden. *Kinderanalyse, 27*(2), 111–131. https://doi.org/10.21706/ka-27-2-111

Hellbrügge, T. (2006). Vom Deprivationssyndrom zur Entwicklungs-Rehabilitation. In K. H. Brisch & T. Hellbrügge (Hrsg.), *Kinder ohne Bindung. Deprivation, Adoption und Psychotherapie* (S. 13–28). Klett-Cotta.

Hirsch, M. (2011). *Trauma*. Psychosozial-Verlag.

Hirsch, M. (2021). Schuld des Täters – Schuldgefühl des Opfers. Zur Psychodynamik des traumatischen Schuldgefühls. *Persönlichkeitsstörungen Theorie und Therapie, 25*(1), 33–44. https://doi.org/10.21706/ptt-25-1-33

Holodynski, M. (2006). *Emotionen – Entwicklung und Regulation*. Springer Medizin.

Kaminer, I.J. (2006). Tikun Haolam – Wiederherstellung der Welt. »Über-Leben« nach der Schoah. *Forum der Psychoanalyse, 22*, 127–144. https://doi.org/10.1007/s00451-006-0279-4

Kaminer-Zamberk, E.I. (2020). Die Folgen der Shoah in der Zweiten Generation. In M. Rauwald (Hrsg.), *Vererbte Wunden. Transgenerationale Weitergabe traumatischer Erfahrungen* (2., überarb. Aufl., S. 79–89). PVU Beltz.

Kaplan, S. (2000). Child survivors and childbearing; memories from the Holocaust invading the present. *Scandinavian Psychoanalytic Review, 23*, 249–282.

Keilson, H. (1992). Sequentielle Traumatisierung bei Kindern. In G. Hardtmann (Hrsg.), *Spuren der Verfolgung. Seelische Auswirkungen des Holocaust auf die Opfer und ihre Kinder* (S. 69–79). Bleicher.

Keilson, H. (2005). *Sequentielle Traumatisierung bei Kindern. Untersuchung zum Schicksal jüdischer Kriegswaisen* (unveränderter Nachdruck der 1979er Aufl.). Psychosozial-Verlag.

Kellermann, N.P.F. (2001). Psychopathology in children of holocaust survivors: a review of the research literature. *Israel Journal of Psychiatry and Related Sciences, 38*(1), 36–46.

Kellermann, N.P.F. (2008). Die Kinder der Child Survivors. In H. Radebold, W. Bohleber & J. Zinnecker (Hrsg.), *Transgenerationale Weitergabe kriegsbelasteter Kindheiten. Interdisziplinäre Studien zur Nachhaltigkeit historischer Erfahrungen über vier Generationen* (S. 57–73). Juventa.

Kellermann, N.P.F. (2018). The search for biomarkers of Holocaust trauma. *Journal of Traumatic Stress Disorders & Treatment, 7*(1), 1000184. https://doi.org/10.4172/2324-8947.1000184

Kellermann, N.P.F. (2024). Past, present, and future perspectives on Holocaust trauma transmission. In J.T. Baumel-Schwartz & A. Shrira (Hrsg.), *Routledge international handbook of multidisciplinary perspectives on descendants of Holocaust survivors* (S. 140–154). Routledge. https://doi.org/10.4324/b23365

Kestenberg, J.S. (1989). Neue Gedanken zur Transposition. Klinische, therapeutische und entwicklungsbedingte Betrachtungen. *Jahrbuch der Psychoanalyse, 24*, 163–189.

Kestenberg, J.S. (1991). Kinder unter dem Joch des Nationalsozialismus. Aus der Internationalen Forschung der planmäßigen Verfolgung von Kindern. *Jahrbuch der Psychoanalyse, 28*, 179–209.

Kestenberg, J.S. (1993). Spätfolgen bei verfolgten Kindern. *Psyche – Z Psychoanal, 47*, 730–742.

Kestenberg, J.S. & Kestenberg, M. (1992). Die Verfolgung von Kindern durch die Nazis. In G. Hardtmann (Hrsg.), *Spuren der Verfolgung. Seelische Auswirkungen des Holocaust auf die Opfer und ihre Kinder* (S. 80–92). Bleicher.

Khan, M.M.R. (1963). The concept of cumulative trauma. *Psychoanalytic Study of the Child, 18*, 286–306. https://doi.org/10.1080/00797308.1963.11822932

King, V. (2006). Adoleszenz und Depression – intergenerationale Dynamiken. *Kinderanalyse, 14*(3), 213–243.

King, V. (2016). Zur Psychodynamik der Migration. Muster transgenerationaler Weitergabe und ihre Folgen in der Adolszenz. *Psyche – Z Psychoanal, 70*(09/10), 977–1002. https://doi.org/10.21706/ps-70-9-977

King, V. (2020). Generativität und die Zukunft der Nachkommen. Krisen der Weitergabe in Generationenbeziehungen. In I. Moeslein-Teising, G. Schäfer & R. Martin (Hrsg.), *Generativität* (S. 13–28). Psychosozial-Verlag. https://doi.org/10.30820/9783837929812-11

King, V. (2022). Generative Verantwortung im Anthropozän – Perspektiven psychoanalytischer Aufklärung. *Psyche – Z Psychoanal, 76*(12), 1132–1156. https://doi.org/10.21706/ps-76-12-1132

Klee, E. (2022). *»Euthanasie« im Dritten Reich. Die »Vernichtung lebensunwerten Lebens«* (4. Aufl.). S. Fischer.

Klein, H. (2003). *Überleben und Versuche der Wiederbelebung. Psychoanalytische Studien mit Überlebenden der Shoah und mit ihren Familien in Israel und in der Diaspora*. frommann-holzboog.

Klitzing, K.v. (2009). *Reaktive Bindungsstörungen*. Springer Medizin.

Kogan, I. (2008). Die Durchlässigkeit der Grenzen in Holocaust-Überlebenden und ihren Nachkommen. In H. Radebold, W. Bohleber & J. Zinnecker (Hrsg.), *Transgenerationale Weitergabe kriegsbelasteter Kindheiten. Interdisziplinäre Studien zur Nachhaltigkeit historischer Erfahrungen über vier Generationen* (S. 119–127). Juventa.

Koren-Karie, N., Sagi-Schwartz, A. & Joels, T. (2003). Absence of attachment representations (AAR) in the adult years: The emergence of a new AAI classification in catastrophically traumatized Holocaust child survivors. *Attachment & Human Development, 5*(4), 381–397. https://doi.org/10.1080/14616730310001633456

Kreß, S., Möhler, E., Cierpka, M. & Resch, F. (2012). Mütterliche Affektabstimmung in der Mutter-Kind-Interaktion bei Müttern mit Misshandlungserfahrungen. *Praxis der Kinderpsychologie und Kinderpsychiatrie, 61*(4), 271–285. https://doi.org/10.13109/prkk.2012.61.4.271

Krystal, H. (2000). Psychische Widerständigkeit: Anpassung und Restitution bei Holocaust-Überlebenden. *Psyche – Z Psychoanal, 54*(9/10), 840–859.

Laplanche, J. (2004). Die rätselhaften Botschaften des Anderen und ihre Konsequenzen für den Begriff des »Unbewussten« im Rahmen der Allgemeinen Verführungstheorie. *Psyche – Z Psychoanal, 58*(9/10), 898–913.

Laub, D. (1998). The empty circle: Children of survivors and the limits of reconstruction. *Journal of the American Psychoanalytic Association, 46*(2), 507–529. https://doi.org/10.1177/00030651980460020601

Laub, D. (2000). Zeugnis ablegen oder Die Schwierigkeiten des Zuhörens. In U. Baer (Hrsg.), *»Niemand zeugt für den Zeugen«. Erinnerungskultur und historische Verantwortung nach der Shoah* (S. 68–83). Suhrkamp.

Laub, D. (2002). Testimonies in the treatment of genocidal trauma. *Journal of Applied Psychoanalytic Studies, 4*(1), 63–87. https://doi.org/10.1023/A:1013937226642

Laub, D. & Hamburger, A. (Hrsg.). (2017). *Psychoanalysis and Holocaust testimony. Unwanted memories of social trauma*. Routledge.

Laub, D., Peskin, H. & Auerhahn, N.C. (1995). Der zweite Holocaust: Das Leben ist bedrohlich. *Psyche – Z Psychoanal, 49*(1), 18–40.

Laub, D. & Weine, S.M. (1994). Die Suche nach der historischen Wahrheit: Psychotherapeutische Arbeit mit bosnischen Flüchtlingen. *Psyche – Z Psychoanal, 48*(12), 1101–1122.

Laucht, M. (2003). Vulnerabilität und Resilienz in der Entwicklung von Kindern. Ergebnisse der Mannheimer Längsschnittstudie. In K.H. Brisch & T. Hellbrügge (Hrsg.), *Bindung und Trauma: Risiken und Schutzfaktoren für die Entwicklung von Kindern* (S. 53–71). Klett-Cotta.

Lempp, R. (1992). Seelische Verfolgungsschäden bei Kindern in der Ersten und Zweiten Generation. In G. Hardtmann (Hrsg.), *Spuren der Verfolgung. Seelische Auswirkungen des Holocaust auf die Opfer und ihre Kinder* (S. 93–99). Bleicher.

Lenz, A. (2017). *Eltern mit psychischen Erkrankungen in den Frühen Hilfen. Handreichung. Grundlagen- und Handlungswissen*. Nationales Zentrum Frühe Hilfen (NZFH). https://doi.org/10.17623/NZFH:MFH-EPE

Leuzinger-Bohleber, M. & Hettich, N. (2018). *»Fremd bin ich eingezogen …« STEP-BY-STEP: Ein Pilotprojekt zur Unterstützung von Geflüchteten in einer Erstaufnahmeeinrichtung*. Psychosozial-Verlag.

Leuzinger-Bohleber, M., Rickmeyer, C., Lebiger-Vogel, J., Fritzemeyer, K., Tahiri, M. & Hettich, N. (2016). Frühe Elternschaft bei traumatisierten Migranten und Geflüchteten und ihre transgenerativen Folgen. Psychoanalytische Überlegungen zur Prävention. *Psyche – Z Psychoanal, 70*(9/10), 949–976.

Levi, P. (2021). *Ist das ein Mensch?* (12. Aufl. der 2010 aktual. Aufl.). dtv.

Levy, I. (2011). The Laius complex: From myth to psychoanalysis. *International Forum of Psychoanalysis, 20*, 222–228. https://doi.org/10.1080/0803706X.2011.597428

Loch, U. (2014). Emotionale Parentifizierung und Kinderschutz. *Kontext, 45*(3), 279–294.

Lockot, R. (2002). E*rinnern und Durcharbeiten. Zur Geschichte der Psychoanalyse und Psychotherapie im Nationalsozialismus*. Psychosozial-Verlag.

Lohmann, H.-M. & Rosenkötter, L. (1982). Psychoanalyse in Hitlerdeutschland. Wie war es wirklich? *Psyche – Z Psychoanal, 36*(11), 961–988.

Main, M. (1999). Desorganisation im Bindungsverhalten. In G. Spangler & P. Zimmermann (Hrsg.), *Die Bindungstheorie: Grundlagen, Forschung und Anwendung* (3. Aufl., S. 120–139). Klett-Cotta.

Mann-Shalvi, H. (2020). Family dynamics. In I. Brenner (Hrsg.), *The handbook of psychoanalytic Holocaust studies. International perspectives* (S. 111–118). Routledge.

McAdams, D.P. & Dunlop, W.L. (2022). *The person. A new introduction to personality psychology* (6. Aufl.). Wiley.

Mertens, W. (1993). Ödipuskomplex. In W. Mertens (Hrsg.), *Schlüsselbegriffe der Psychoanalyse* (S. 209–223). Verlag Internationale Psychoanalyse.

Montirooro, R., Tronick, E.Z., Morandi, F., Ciceri, F. & Borgatti, R. (2013). Four-month-old infants' long-term memory for a stressful social event. *PLoS ONE, 8*(12), e82277. https://doi.org/10.1371/journal.pone.0082277

Moré, A. (2013). Die unbewusste Weitergabe von Traumata und Schuldverstrickungen an nachfolgende Generationen. *Journal für Psychologie, 21*(2), 1–34.

Moré, A. (2014). NS-Täterschaft und die Folgen verleugneter Schuld bei den Nachkommen. In J. Lohl & A. Moré (Hrsg.), *Unbewusste Erbschaften des Nationalsozialismus. Psychoanalytische, sozialpsychologische und historische Studien* (S. 209–224). Psychosozial-Verlag.

Moré, A. (2022). Transgenerationale Weitergabe. In W. Mertens (Hrsg.), *Handbuch psychoanalytischer Grundbegriffe* (5., überarb. Aufl., S. 943–952). Kohlhammer.

Müller, F. (2022). *Sonderbehandlung. Meine Jahre in den Krematorien und Gaskammern von Auschwitz*. wbg Theiss.

Müller, J.J. & Taubner, S. (2022). Einbezug der Väter in die stationäre Mutter-Kind-Therapie: »Mit Papa geht es besser«. Projektbeschreibung und Ergebnisse einer Pilotstudie. *Psychotherapeut, 67*(1), 65–72. https://doi.org/10.1007/s00278-021-00553-y

Murray, L. (2009). The development of children of postnatally depressed mothers: Evidence from the Cambridge longitudinal study. *Psychoanalytic Psychotherapy, 23*(3), 185–199. https://doi.org/10.1080/02668730903227289

Neumann, J., Spitzer, C. & Körber, A. (2022). »Wie meine Großmutter, wie meine Mutter, so auch ich?«. Transgenerationale Weitergabe traumatisch-destruktiver Erfahrungen. *Psychodynamische Psychotherapie, 21*(2), 198–209. https://doi.org/10.21706/pdp-21-2-198

Niederland, W.G. (1980). *Folgen der Verfolgung: Das Überlebenden-Syndrom. Seelenmord*. Suhrkamp.

Ohntrup, J.M., Pollak, E., Plass, A. & Wiegand-Grefe, S. (2011). Parentifizierung – Elternbefragung zur destruktiven Parentifizierung von Kindern psychisch erkrankter Eltern. In S. Wiegand-Grefe, F. Mattejat & A. Lenz (Hrsg.), *Kinder mit psychisch kranken Eltern. Klinik und Forschung* (S. 375–398). Vandenhoeck & Ruprecht.

Ornstein, A. (1985). Survival and recovery. *Psychoanalytic Inquiry, 5*, 99–130. https://doi.org/10.1080/07351698509533578

Papousek, M. & Wollwerth de Chuquisengo, R. (2003). Auswirkungen mütterlicher Traumatisierungen auf Kommunikation und Beziehung in der frühen Kindheit. Werkstattbericht aus 10 Jahren Münchner Sprechstunde für Schreibabys. In K. H. Brisch & T. Hellbrügge (Hrsg.), *Bindung und Trauma: Risiken und Schutzfaktoren für die Entwicklung von Kindern* (S. 136–159). Klett-Cotta.

Pfaundler, M. v. (1909). Über natürliche und über rationelle Säuglingspflege. Vortrag, gehalten im Anschlusse an den Pflegerinnenkurs im »Roten Kreuz« zu München um Ostern 1909. *Münchner Monatshefte*, 310–324.

Radebold, H., Bohleber, W. & Zinnecker, J. (Hrsg.). (2008). *Transgenerationale Weitergabe kriegsbelasteter Kindheiten. Interdisziplinäre Studien zur Nachhaltigkeit historischer Erfahrungen über vier Generationen*. Juventa.

Radke-Yarrow, M., Nottelmann, E., Martinez, P., Fox, M. B. & Belmont, B. (1992). Young children of affectively ill parents: A longitudinal study of psychosocial development. *Journal of the American Academy of Child and Adolescent Psychiatry, 31*(1), 68–77. https://doi.org/10.1097/00004583-199201000-00011

Rauwald, M. (2020). Flüchtlinge und ihre Kinder – Der Einfluss von Migration und Trauma auf die Beziehung zwischen Eltern und ihren Kindern. In M. Rauwald (Hrsg.), *Vererbte Wunden. Transgenerationale Weitergabe traumatischer Erfahrungen* (2., überarb. Aufl., S. 100–110). PVU Beltz.

Rauwald, M. & Quindeau, I. (2020). Mechanismen der transgenerationalen Weitergabe elterlicher Traumatisierungen. In M. Rauwald (Hrsg.), *Vererbte Wunden. Transgenerationale Weitergabe traumatischer Erfahrungen* (2., überarb. Aufl., S. 68–78). PVU Beltz.

Richter, H.-E. (2012). *Eltern, Kind und Neurose. Psychoanalyse der kindlichen Rolle* (34. Aufl.). Rowohlt.

Robertson, J. & Robertson, J. (1975). Reaktionen kleiner Kinder auf kurzfristige Trennung von der Mutter im Lichte neuer Beobachtungen. *Psyche – Z Psychoanal, 29*(7), 626–664.

Rosenthal, G. (1999). Gemeinsamkeiten und Unterschiede im familialen Dialog über den Holocaust. In G. Rosenthal (Hrsg.), *Der Holocaust im Leben von drei Generationen. Familien von Überlebenden der Shoah und von Nazi-Tätern* (3., korr. Aufl., S. 18–25). Psychosozial-Verlag.

Ross, J. M. (1982). Oedipus revisited. Laius and the »Laius complex«. *Psychoanalytic Study of the Child, 37*, 169–200. https://doi.org/10.1080/00797308.1982.11823362

Rowold, K. (2019). What do babies need to thrive? Changing interpretations of ›hospitalism‹ in an international context, 1900–1945. *Social History of Medicine, 32*(4), 799–818. https://doi.org/10.1093/shm/hkx114

Rutter, M. (2006). Die psychischen Auswirkungen früher Heimerziehung. In K. H. Brisch & T. Hellbrügge (Hrsg.), *Kinder ohne Bindung* (S. 91–137). Klett-Cotta

Sagi-Schwartz, A. (2022). Kann ein extremes Trauma weitergegeben werden? Eine Drei-Generationen-Studie mit Holocaust-Überlebenden und ihren Nachkommen. In K. H. Brisch (Hrsg.), *Trauma und Bindung zwischen den Generationen. Vererbte Wunden und Resilienz in Therapie, Beratung und Prävention* (S. 178–199). Klett-Cotta.

Sagi-Schwartz, A., Bakermans-Kranenburg, M. J., Linn, S. & van IJzendoorn, M. H. (2013). Against all odds: genocidal trauma is associated with longer life-expectancy of the survivors. *PLoS ONE, 8*(7), e69179. https://doi.org/10.1371/journal.pone.0069179

Sagi-Schwartz, A., Koren-Karie, N. & Joels, T. (2003a). Failed mourning in the adult attachment interview: The case of holocaust child survivors. *Attachment & Human Development, 5*(4), 398–408. https://doi.org/10.1080/14616730310001633429

Sagi-Schwartz, A., van IJzendoorn, M. H. & Bakermans-Kranenburg, M. J. (2008). Does intergenerational transmission of trauma skip a generation? No meta-analytic evidence for tertiary traumatization with third generation of Holocaust survivors. *Attachment & Human Development, 10*(2), 105–121. https://doi.org/10.1080/14616730802113661

Sagi-Schwartz, A., van IJzendoorn, M. H., Grossmann, K. E., Joels, T., Grossmann, K., Scharf, M., Koren-Karie, N. & Alkalay, S. (2003b). Attachment and traumatic stress in female holocaust child survivors and their daughters. *American Journal of Psychiatry, 160*, 1086–1092. https://doi.org/10.1176/appi.ajp.160.6.1086

Scharf, M. (2007). Long-term effects of trauma: Psychosocial functioning of the second and third generation of Holocaust survivors. *Development and Psychopathology, 19*, 603–622. https://doi.org/10.10170S0954579407070290

Schechter, D. S. (2003). Gewaltbedingte Traumata in der Generationenfolge. Bericht über eine laufende klinische Studie mit Müttern und Kleinkindern. In K. H. Brisch & T. Hellbrügge (Hrsg.), *Bindung und Trauma: Risiken und Schutzfaktoren für die Entwicklung von Kindern* (S. 224–234). Klett-Cotta.

Seidel, M. (2012). Intergenerationelle Traumatisierung und Dissoziation – Von der schwarzen Pädagogik zur sicheren Bindung. In M. Huber & R. Plassmann (Hrsg.), *Transgenerationale Traumatisierung. Tagungsband zur DGTD-Tagung im September 2011 in Bad Mergentheim* (S. 127–137). Junfermann.

Seidler, G. H., Wagner, F. E. & Feldmann, R. E. (2008). Die Genese der Psychotraumatologie. Eine neue Disziplin im Kanon der medizinischen Fächer. *Trauma & Gewalt, 2*(3), 178–191.

Sell, C. & Benecke, C. (2020). Methodenintegration in der psychodynamischen Psychotherapie. *Psychodynamische Psychotherapie, 19*(2), 185–200. https://doi.org/10.21706/pdp-19-2-185

Sigal, J. J. (1998). Long-term effects of the Holocaust: Empirical evidence for resilience in the first, second, and third generation. *Psychoanalytic Review, 85*(4), 579–585.

Spitz, R. A. (1996). *Vom Säugling zum Kleinkind: Naturgeschichte der Mutter-Kind-Beziehungen im ersten Lebensjahr* (11. Aufl.). Klett-Cotta.

Spitz, R. A. & Wolf, K. M. (1946). Anaclitic depression. An inquiry into the genesis of psychiatric conditions in early childhood II. *Psychoanalytic Study of the Child, 2*, 313–342. https://doi.org/10.1080/00797308.1946.11823551

Sroufe, A.L. (2009). The concept of development in developmental psychopathology. *Child Development Perspectives, 3*(3), 178–183. https://doi.org/10.1111/j.1750-8606.2009.00103.x

Sroufe, A.L. (2022). *Der Weg zur eigenen Persönlichkeit. Wie Bindungserfahrungen uns lebenslang prägen*. Klett-Cotta.

Sroufe, A.L., Egeland, B., Carlson, E.A. & Collins, W.A. (2005). *The development of the person. The Minnesota study of risk and adaptation from birth to adulthood*. Guilford.

Steele, H., Steele, M. & Fonagy, P. (1996). Associations among attachment classifications of mothers, fathers, and their children. *Child Development, 67*, 541–555. https://doi.org/10.2307/1131831

Steele, M. & Steele, H. (1999). Intergenerationale Tradierung von Bindung, mütterliche Responsivität und Fremdbetreuung: Eine ideographische Illustration. In G. Spangler & P. Zimmermann (Hrsg.), *Die Bindungstheorie: Grundlagen, Forschung und Anwendung* (3. Aufl., S. 161–177). Klett-Cotta.

Steinberg, M. (2017). *Aufschrei gegen das Vergessen. Erinnerungen an den Holocaust*. Amsterdam Publishers.

Stern, D.N. (2000). *Die Lebenserfahrung des Säuglings* (7. Aufl.). Klett-Cotta.

Stierlin, H. (1982). *Delegation und Familie. Beiträge zum Heidelberger familiendynamischen Konzept*. Suhrkamp.

Treibel, A. & Gahleitner, S.B. (2019). Häusliche Gewalt. In G.H. Seidler, H.J. Freyberger, H. Glaesmer & S.B. Gahleitner (Hrsg.), *Handbuch der Psychotraumatologie* (3., überarb. u. erw. Aufl., S. 447–460). Klett-Cotta.

Tronick, E.Z. (1989). Emotions and emotional communication in infants. *American Psychologist, 44*(2), 112–119. https://doi.org/10.1037/0003-066X.44.2.112

van IJzendoorn, M.H., Bakermans-Kranenburg, M.J. & Sagi-Schwartz, A. (2003). Are children of holocaust survivors less well-adapted? A meta-analytic investigation of secondary traumatization. *Journal of Traumatic Stress, 16*(5), 459–469. https://doi.org/10.1023/A:1025706427300

Vesper, B. (1983). *Die Reise*. Rowohlt.

Villar, F., Serrat, R. & Pratt, M.W. (2021). Older age as a time to contribute: A scoping review of generativity in later life. *Ageing & Society*, 1–22. https://doi.org/10.1017/S0144686X21001379

Völker, U. (2020). Parentifizierung. *Persönlichkeitsstörungen Theorie und Therapie, 24*(2), 109–116. https://doi.org/10.21706/ptt-24-2-109

Völter, B. (2008). Generationenforschung und »transgenerationale Weitergabe« aus biografietheoretischer Perspektive. In H. Radebold, W. Bohleber & J. Zinnecker (Hrsg.), *Transgenerationale Weitergabe kriegsbelasteter Kindheiten. Interdisziplinäre Studien zur Nachhaltigkeit historischer Erfahrungen über vier Generationen* (S. 95–106). Juventa.

Weinberg, M. K., Beeghly, M., Olson, K. L. & Tronick, E. Z. (2008). A still-face paradigm for young children. 2,5 year-olds' reactions to maternal unavailability during the still-face. *Journal of Developmental Processes, 3*(1), 4–21.

Weinberg, M. K. & Tronick, E. Z. (1996). Infant affective reactions to the resumption of maternal interaction after the still-face. *Child Development, 67*, 905–914.

Weissmann, M. M., Wickramaratne, P., Nomura, Y., Warner, V., Pilowsky, D. & Verdeli, H. (2006). Offspring of depressed parents: 20 years later. *American Journal of Psychiatry, 163*(6), 1001–1008. https://doi.org/10.1176/ajp.2006.163.6.1001

Welzer, H., Moller, S. & Tschuggnall, K. (2002). *»Opa war kein Nazi«: Nationalsozialismus und Holocaust im Familiengedächtnis*. Fischer Taschenbuch.

Werner, E. E. & Smith, R. S. (1992). *Overcoming the odds. High risk children from birth to adulthood*. Cornell University Press.

Werner, E. E. & Smith, R. S. (2001). *Journeys from childhood to midlife. Risk, resilience, and recovery*. Cornell University Press.

Wettig, J. (2015). Schlangengrube Familie. Transgenerationale Ursachen von Dissozialität und Gewalt. In J. Heilmann, A. Eggert-Schmid Noerr & U. Pforr (Hrsg.), *Neue Störungsbilder – Mythos oder Realität? Psychoanalytisch-pädagogische Diskussionen zu ADHS, Asperger-Autismus und anderen Diagnosen* (S. 147–175). Psychosozial-Verlag.

Wiegand-Grefe, S. & Möller, B. (2020). Kriegskindheit im Hamburger Feuersturm – ein interdisziplinäres Forschungsprojekt. In M. Rauwald (Hrsg.), *Vererbte Wunden. Transgenerationale Weitergabe traumatischer Erfahrungen* (2., überarb. Aufl., S. 160–171). PVU Beltz.

Wiegand-Grefe, S. & Plass, A. (2015). Depressionen im Kindes- und Jugendalter. Unter der mehrgenerationalen Perspektive einer elterlichen psychischen Erkrankung. In J. Heilmann, A. Eggert-Schmid Noerr & U. Pforr (Hrsg.), *Neue Störungsbilder – Mythos oder Realität? Psychoanalytisch-pädagogische Diskussionen zu ADHS, Asperger-Autismus und anderen Diagnosen* (S. 177–197). Psychosozial-Verlag.

Winnicott, D. W. (2017). *Familie und individuelle Entwicklung*. Psychosozial-Verlag.

Winnicott, D. W. (2020). Ich-Verzerrung in Form des wahren und des falschen Selbst. In Ders., *Reifungsprozesse und fördernde Umwelt* (3. Aufl., S. 182–199). Psychosozial-Verlag.

Witt, A., Sachser, C., Plener, P. L., Brähler, E. & Fegert, J. M. (2019). Prävalenz und Folgen belastender Kindheitserlebnisse in der deutschen Bevölkerung. *Deutsches Ärzteblatt, 116*(38), 635–642 + Zusatzmaterial I–VI. https://doi.org/10.3238/arztebl.2019.0635

Yehuda, R., Halligan, S. L. & Grossman, R. A. (2001). Childhood trauma and risk for PTSD: Relationship to intergenerational effects of trauma, parental PTSD, and cortisol excretion. *Development and Psychopathology, 13*, 733–753. https://doi.org/10.1017/s0954579401003170

Zahn-Waxler, C., Kochanska, G., Krupnick, J. & McKnew, D. (1990). Patterns of guilt in children of depressed and well mothers. *Developmental Psychology, 26*(1), 51–59. https://doi.org/10.1037/0012-1649.26.1.51

Ziegenhain, U. & Deneke, C. (2014). Entwicklungspsychopathologische Voraussetzungen der Erlebens- und Verarbeitungsweisen von Kindern psychisch kranker Eltern. In M. Kölch, U. Ziegenhain & J.M. Fegert (Hrsg.), *Kinder psychisch kranker Eltern. Herausforderungen für eine interdisziplinäre Kooperation in Betreuung und Versorgung* (S. 14–39). Juventa.

Psychosozial-Verlag

Inge Seiffge-Krenke

Neid

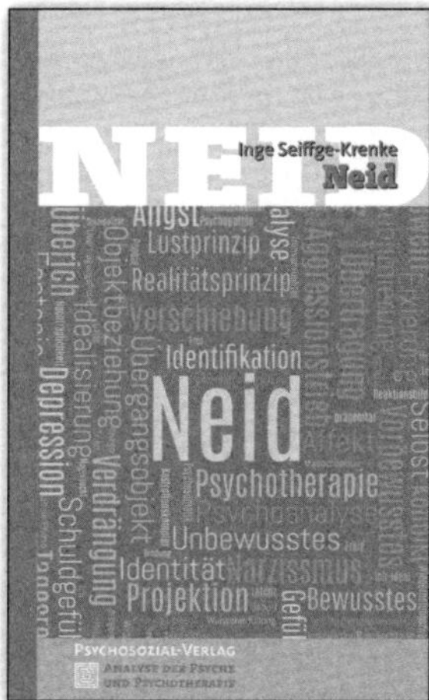

2024 · 144 Seiten · Broschur
ISBN 978-3-8379-3348-2

- **Analysiert verschiedene Konstellationen von Neid in ihrer alltäglichen und klinischen Bedeutung**
- **Die Auseinandersetzung mit der Neiddynamik bereichert die psychotherapeutische Praxis**

Neid ist ein häufiges, sozial eher unerwünschtes Gefühl, das im Alltag sowie in Kunst und Literatur eine wichtige Rolle spielt. Ausgehend von psychoanalytischen Konzepten und Theorien grenzt Inge Seiffge-Krenke verschiedene Konstellationen von Neid diagnostisch voneinander ab und stellt sie in ihrer Bedeutung im Alltag und in der Psychotherapie dar.

Die Autorin zeigt, dass Neid auch als potenzieller Motor für persönliche Entwicklung und Veränderung betrachtet werden kann. Sie stellt praktische Einsichten und therapeutische Strategien für einen effektiven Umgang mit Neid vor und betont die intensive Auseinandersetzung mit der Neiddynamik in der Psychotherapie, die nachhaltige Veränderungen in therapeutischen Prozessen ermöglicht.

Walltorstr. 10 · 35390 Gießen · Tel. 0641-969978-18 · Fax 0641-969978-19
bestellung@psychosozial-verlag.de · www.psychosozial-verlag.de